KB263354

봄날은 간다 각본집

초판 1쇄 인쇄　　2025년 9월 30일
초판 1쇄 발행　　2025년 10월 24일

지은이　　류장하, 이숙연, 신준호, 허진호

책임편집　　안희주
외주편집　　김새미나
디자인　　studio forb
책임마케팅　　최혜령, 박지수, 도우리, 양지환
마케팅　　콘텐츠 IP 사업본부
해외사업　　한승빈, 박고은
경영지원　　백선희, 권영환, 이기경, 최민선
제작　　㈜아라니아

펴낸이　　서현동
펴낸곳　　㈜오팬하우스
출판등록　　2024년 5월 16일 제2024-000141호
주소　　서울시 강남구 테헤란로 419, 11층 (삼성동, 강남파이낸스플라자)
이메일　　info@ofh.co.kr

ⓒ 싸이더스
ISBN 979-11-94979-46-3 (03680)

<봄날은 간다> 가사 수록 KOMCA 승인필

스튜디오오드리는 ㈜오팬하우스의 출판브랜드입니다.

가족이 먼저 시작하는
치매 예방 수업

초판 1쇄 인쇄 2025년 12월 25일
　　　1쇄 발행 2026년 01월 10일

지은이 오지현, 김태형, 김명동, 김홍기

펴낸이 우세웅
책임편집 김은지
북디자인 김세경
경영지원 고은주

종이 페이퍼프라이스㈜
인쇄 ㈜다온피앤피

펴낸곳 슬로디미디어
출판등록 2017년 6월 13일 제25100-2017-000035호
주소 경기 고양시 덕양구 청초로 66, 덕은리버워크 A동 15층 18호
전화 02)493-7780 **팩스** 0303)3442-7780
홈페이지 slodymedia-mo2.imweb.me **전자우편** wsw2525@gmail.com(사업 제휴)

ISBN 979-11-6785-294-6 (03510)
글 ⓒ 오지현, 김태형, 김명동, 김홍기, 2026

※ 슬로디미디어는 여러분의 소중한 원고를 기다리고 있습니다.
　 wsw2525@gmail.com 메일로 개요와 취지, 연락처를 보내주세요.

경도인지장애 예방을 위한 메타인지 뇌 건강법

가족이 먼저 시작하는

치매 예방 수업

오지현 | 김태형 | 김명동 | 김홍기 지음

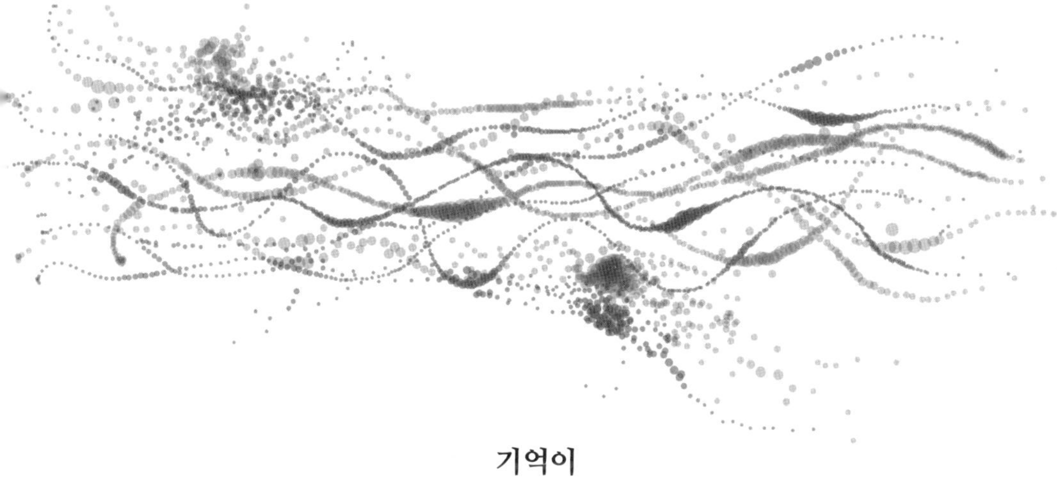

기억이

흐려지기

전에

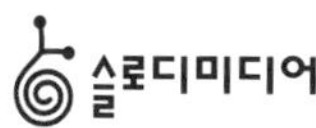

슬로디미디어

목
차

1장

치매가 도대체 뭐길래?

: 치매의 시작과 우리가 놓치기 쉬운 신호들

4장

몸과 마음을 지키는 생활 습관

: 지금 바로 시작할 수 있는 뇌 건강 관리법

5장

경도인지장애 환자라면 주의하세요!

: 더 나빠지지 않기 위해 알아야 할 것들

6장

온전한 치유를 향해

: 생명력을 회복하는 한의학적 관리법

서문

진료실에서 환자를 보면서 싹 틔운 생각의 씨앗이 있습니다. 바로 의사의 역할이 일방향적인 치료에만 국한되어서는 안 된다는 것입니다. '환자가 자신의 몸과 마음에 관심을 두고 잘 살펴볼 수 있도록 돕는 것'. 이것이 치료의 가장 중요한 축일 수도 있겠다는 생각은 대학원에서 인지과학을 전공하면서 더 선명해졌습니다.

인지에 대한 인지, 생각에 대한 생각, 한 차원 높은 메타인지에 대해 배우면서 저는 '아, 이거다! 건강에서의 메타인지는 어떨까? 내 머릿속에 계속 맴돌았던 게 바로 이거였구나!' 하고 반갑고 설레는 마음이었습니다. 이후 저는 환자들이 자신의 건강 상태를 알아차릴 수 있도록 지도하기 시작했고, 환자들은 제 생각에 점점 더 힘을 실어 주었습니다.

"선생님께 진료받으며 제 건강 상태에 대해 스스로 생각하고 깨달을 수 있었어요. 그러면서 제가 참 많이 건강해진 것 같아요. 한약과 침도 도움이 되었지만, 이 부분도 꼭 말씀드리고 싶었어요. 정말 감사해요."

"병원을 돌아다니면서 늘 제 상태를 묻기만 했는데, 요즘은 선생님 말씀대로 제 몸 상태에 신경 쓰고 관찰하고 있어요. 특히 응급 경계선에 대해 알게 된 뒤로는 크게 동요하지 않게 되었어요. 요즘 정말 편안하고 많이 나아졌습니다."

이렇게 자신의 건강 상태를 면밀하게 파악하고, 어떤 방법과 노력으로 개선할 수 있는지 직접 찾아 시도해 보고, 객관적인 피드백을 통해 다시 자신의 상태를 조정하는 것. 이것이 바로 메타인지 건강법 아닐까요.

인지 기능이 저하된 많은 분이 자기 자신을 돌아보는 것을 어려워합니다. 건강 설문지를 작성할 때도 다 괜찮다고 하는 경우가 많지요. 그래서 단계마다 적절한 정보와 조언이 굉장히 중요하다고 생각되어 이 글을 쓰기 시작했습니다.

이 책의 1장은 치매를 조기에 발견하는 것의 중요성과 함께 치매의 신호와 치매 위험을 높이는 요인을 살펴봅니다. 그리고 2장은 메타인지를 통해 치매 환자와 치매 환자를 돌보는 가족들의 평온한 삶의 방법을, 3장은 치매의 출발점인 경도인지장애의 기전과 관리법을 알아봅니다. 4장부터 6장까지는 실천 과정입니다. 높아진 인식을 바탕으로 일상에 치매를 관리하고 돌봄을 실천하는 방법을 함께 찾아볼 것입니다. 이 과정을 통해 당신과 가족 모두가 나의 마음과 생각을 조절하는 힘인 메타인지를 자연스럽게 발휘하게 될 것입니다.

이 책은 단순히 읽어 내려가는 책이 아닙니다. 끊임없이 자기 자신을 의식해 가며 읽는 책입니다. 적극적으로 내 것으로 흡수할 수 있도록 이따금 독자가 채워 넣는 부분을 마련해 두었습니다. 당신의 모든 감각과 느낌을 동원하여 '나만의 건강 지식'을 구성해 가는 과정이 되기를 바랍니다.

그리하여 이 책이 당신에게 작은 도움이 되기를 바랍니다. 모름으로 인해 당황하거나 두려워하지 않도록, 앎을 통해 담담하게 나아가도록 말이죠. 이 책을 통해 자신의 상태를 조금 더 입체적으로 바라보고, 주관과 객관을 넘나들며 볼 수 있는 시각을 갖게 되기를 바랍니다. 우리가 집중해야 할 것은 단순히 경도인지장애나 치매라는 병이 아니라, 이를 겪는 몸과 나 자신입니다. 어떻게 하면 이를 완만하게 유지하고, 긍정적으로 대처해 나갈 수 있을지 함께 탐색해 봅시다.

오지현

추천사

한국인지과학회 회장

유제광

인지과학은 인간다움에 관한 과학이다. 처음 인지과학의 연구자들은 인간다움에 관한 통합된 연구를 위해 학문 분야 간의 장벽을 무너뜨리는 것에 힘썼다. 그 결과 학문 간의 경계를 넘나들며 마음과 생각의 본질을 탐구하는 오늘날의 인지과학이 성립되었다.

이 책의 저자들은 인류가 반드시 해결해야 할 문제인 치매를 인지과학적 관점으로 다룬다. 인간다움의 정수인 메타인지를 나침반으로 삼아 동양의학과 서양의학의 융합적 지평으로 독자들을 이끄는 독창적인 시도임이 틀림없다. 치매는 더 이상 남의 일이 아니며, 우리는 누구나 치매를 마주할 수 있다. 이 책을 통해 치매에 관한 인지과학적 이해와 방책을 얻게 되길 기대한다. 치매에 대한 넓은 관심과 깊은 이해가 절실히 요구되는 지금, 모든 이에게 일독을 권한다.

감인의료재단(청라백세요양병원, 아인요양병원) 이사장

김종황

누구나 백 세에도 건강하길 바란다. 하지만 안타깝게도 늘어난 수명만큼 건강수명이 똑같이 따라주지는 않는다. 특히 치매 문제는 이제 단순히 개인의 불행이 아닌, 가족과 병원과 온 사회가 풀어 가야 할 시대적 과제가 되었다. 치매를 막연한 두려움의 대상이 아닌 '돌봄'과 '치유'의 영역으로 끌어온 저자들의 따뜻함에 박수를 보내며, 이 책이 환자와 보호자, 그리고 치매 돌봄 현장의 모든 종사자에게 친절한 나침반이 되어 주기를 기대한다.

한의학 박사, 국립중앙의료원 한방신경정신과장

서주희

'자기관찰'과 '알아차림'은 신경정신과 치료의 핵심 키워드 중 하나다. 이 책은 독자가 새로운 정보를 받아들이는 동시에 내면의 신호를 온전히 포착하도록 이끄는 흐름이 인상적이다. 최신 의학과 신경과학 연구를 쉽게 풀어 소개하고, 회복에 대한 한의학적 관점 또한 균형 있게 제시하여, 몸과 마음을 아우르는 통찰을 제공한다. 이 순간에도 인지증으로 분투 중인 환자와 그들의 가족들에게 따뜻한 이정표가 되길 바란다.

오케이한방병원 병원장

김건형

이 책은 조금씩 달라지는 몸과 마음의 신호를 세심하게 살피도록 돕는다. 조심해야 할 것과 권장하는 것을 최근 연구를 바탕으로 소개하면서 스스로 돌보는 감각을 깨워 준다. 늦지 않은 때에 적절한 관리와 의학적인 도움을 받아 미리미리 건강을 챙기는 것만큼 중요한 것은 없다고 생각한다. 그런 면에서 치매 환자와 가족뿐만 아니라, 건강에 대한 불안을 느끼는 모든 이들에게 이 책을 추천하고 싶다.

"평생 깔끔하고 부지런하던 어머니가 몇 년 새 많이 달라지셨습니다. 집 정리를 하지 않아 집 안이 너저분하고, 생전 안 드시던 과자와 라면으로 식사를 대신하려고 해 속상하다 못해 화가 납니다."

때가 되면, 별다른 노력 없이 자연스럽게 꾸려 오던 일상이 예전 같지 않아집니다. 이렇게 삐거덕대는 일상에서 환자는 자기 자신의 어떤 부분에 문제가 생겼는지를 파악하기 어려워합니다. 가족끼리 오해가 생기거나 상처를 주고받기도 하지요. 이럴 때 가족과 보호자는 환자를 세심하게 살펴 현재 상황을 파악하고 문제점을 해결할 수 있도록 도와야 합니다. 그래야 쾌적한 삶을 누릴 수 있습니다.

1장

치매가 도대체 뭐길래?

: 치매의 시작과 우리가 놓치기 쉬운 신호들

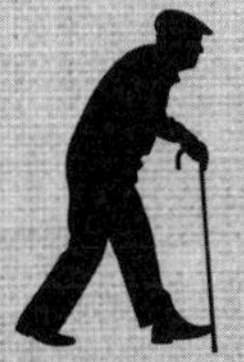

1.

치매는 일찍 발견하는 것이 정말 중요하다

치매는 후천적인 인지 기능의 저하로 일상생활에 지장을 받는 임상 증후군을 통칭하며, 주로 기억력에서 문제가 나타납니다. 단기 기억 정보를 장기 기억으로 옮길 수 없고, 이미 저장되어 있는 장기 기억마저 상실하게 되어 일상생활이 안 될 정도지요. 깜박하는 정도가 심하고, 가족의 이름이 혀끝에서 맴돌다 끝내 수십 년 함께한 가족을 알아보지 못하기도 합니다. 내가 밥을 먹었는지 안 먹었는지, 잠을 잤는지 안 잤는지조차 기억나지 않습니다. 지금껏 생활하던 집에서 화장실을 찾지 못해 당황하는 일도 생깁니다.

치매의 종류는 다양합니다. 그중 가장 높은 비율을 차지하는 치매는 '알츠하이머병'입니다. 95% 이상이 65세 이후에 발현하는 산발성 후기 발병 형태라 '노인성 치매'로 불리기도 합니다. 주변 어르신 중 "쓰러지셨다는 말도 없고 건강했는데 치매다."라는 말이 들려온다면 아마 이 알츠하이머병을 이야기하는 것일 겁니다.

반면, "쓰러져서 입원한 이후로 치매다."라고 한다면 '혈관성 치매'일 가능성이 큽니다. 알츠하이머병 다음으로 흔한 원인 질환으로, 뇌혈관이 막히거나 터지는 등 뇌가 손상되어 생긴 치매입니다. 이 외에 루이소체 치매, 파킨슨병 등 퇴행성 뇌 질환으로 인한 치매가 있으며, 드물지만 외상성 치매, 감염성 치매 등도 있습니다.

빨리 발견해야 치료에 희망이 있다

치매는 발견이 늦으면 늦을수록 치료하기가 어렵습니다. 대부분 점점 나빠지기만 하는 특징이 있기 때문입니다. 속도의 차이만 있을 뿐 결국에는 점차 심해집니다. 더 나빠지지만 않아도 다행인 것이지요.

치매 치료와 치매 정복을 위해 국내외로 막대한 비용이 투자되고 있습니다. 그러나 뚜렷한 효과를 보이는 치료제는 없습니다. 뇌의 신경 변성이 일어나게 되면 현재 수준에서 치료는 불가능에 가깝다는 뜻입니다. 그래서 치매는 조기 진단이 중요합니다. 초기 단계에 발견해 적극적으로 관리하며 진행 속도를 최대한 늦추는 것이 최선입니다.

치매처럼 보여도 아닐 수 있다

인지 기능이 떨어졌다고 해서 무조건 치매인 것은 아닙니다. 치매와 비슷하게 기억력이나 판단력이 떨어지는 질환들이 있습니다. 비타민이나 호르몬이 결핍되어 있거나, 먹는 약이 바뀌었을 때도 인지 기능이 일시적으로 떨어질 수 있습니다. 이런 경우에는 원인을 찾아 빠르게 보충하고 조정하면 비교적 쉽게 회복됩니다.

또 다른 대표적인 질환은 노년기 우울증입니다. 나이가 들면서 나를 사랑하고 아껴 주던 부모님을 보내고, 친구들을 하나둘 보내면 정신적, 신체적 기능이 무너져 인지가 저하됩니다. 그래서 언뜻 보면 치매인가 싶을 수 있습니다. 오죽하면 가성 치매라는 별명까지 얻었을까요. 그러므로 노년기 우울증이라고 판단되면 충분히 눈물을 흘리고 슬퍼할 시간을 갖되, 그리움과 상실감 속에 오래 머물면 안 됩니다. 배우자와 사별한 지 오래되어 겪게 되는 길고 긴 외로움과 적적함 또한 독이 됩니다.

노년기 우울증은 위험합니다. 치매와 헷갈려서가 아니라, 인지 기능에 지속적인 영향을 주기 때문입니다. 처음에는 치매가 아니었더라도, 인지 기능 저하가 오래 지속되면 진짜 치매가 될 수 있습니다. 치매와 치매가 아닌 경우를 정확히 구분해 치료할 수 있는 부분을 빠르게 해결하는 것이 중요합니다.

나와 내 가족이 치매일 가능성은 꽤 크다

안타깝게도 알츠하이머병의 유병률(특정 시점에 전체 인구 중 해당 질환이 있는 사람의 비율)은 점차 높아지고 있습니다. 평균 수명이 늘어난 만큼 우리가 치매에 걸릴 가능성도 커진 것입니다. 2025년 기준, 우리나라 65세 이상 인구의 치매 유병률은 9.17%로 추정됩니다. 특히 85세 이상 인구에서의 치매 유병률은 무려 23.24%에 이릅니다. 확률적으로 나와 내 가족 중에 치매 환자가 있을 가능성이 꽤 큰 것입니다.

치매 가능성과 마주하는 일은 누구에게나 어렵습니다. 그래서 처음에는 '설마 내가 그럴 리가 있나?' 하며 부정하다가, '아니겠지, 아니겠지.' 하면서 그냥 넘어가는 경우도 많습니다. 하지만 조금이라도 의심이 되면 조기에 진단받아야 합니다. 그래야 가족 간의 상처와 오해를 줄일 수 있습니다. 오히려 '그동안 치매 때문에 그랬던 것이구나!' 하고 소통하고 이해하는 계기가 되기도 합니다.

최대한 빨리 대비책을 마련할 수 있는 장점도 있습니다. 앞으로 겪을 상황들에 대해 미리 가족들과 의견을 나누며 준비하고 선택할 수 있게 되니까요.

치매는 관리가 필요한 만성 생활습관병이다

조기 진단이 중요한 또 다른 이유는 치매가 만성적인 생활습관병이기 때문입니다. 물론 유전적 요인을 무시할 수는 없습니다. 이른 나이에 찾아오는 치매와 관련이 있는 '프레세닐린PSEN', 뇌 속으로 아밀로이드 베타의 운반을 촉진하고 혈류로의 방출을 감소시키는 '아포지단백 E4APOE4', 타우 단백질 이상과 관련된 신경 변성 질환들과 관련이 있는 '아포지단백 E2APOE2' 등 치매와 관련된 유전자들이 속속들이 밝혀지고 있기도 합니다.

하지만 유전이 전부가 아니라는 사실도 더욱 분명해지고 있습니다. 똑같이 유전적으로 위험하더라도 결과는 개인마다 다르며, 많은 연구에서 좋은 생활 습관을 지닌 사람이 그렇지 않은 사람보다 희망적이라고 이야기합니다. 건강한 생활 습관이 심혈관과 뇌혈관의 긍정적인 메커니즘을 유발하기 때문입니다. 따라서 조기에 진단을 받는 것은 나의 생활 습관을 돌아보는 계기가 됩니다. 초기 단계에 발견해 잘 관리하면 진행되지 않는 경우도 많습니다. 어떤 생활 습관이 도움이 되고, 어떤 생활 습관이 해로운지는 뒤에서 자세히 살펴보겠습니다.

2.

가족과 주변인이
알아야 할 신호는 무엇인가?

치매를 조기에 발견하는 것이 정말 중요하다는 것을 이제 모두 아시겠지요. 치매는 가능한 한 빨리 진단받고, 함께 준비하고, 생활 습관을 관리해 진행 속도를 늦추는 것이 최선입니다.

그렇다면 어떻게 하면 치매를 빠르게 알아챌 수 있을까요? 가족과 주변인은 어떤 낌새에 주목해야 할까요? 다음의 신호들을 예민하게 알아차린다면 도움이 될 것입니다.

최근 일에 대한 기억력 저하

인지 기능이 떨어지기 시작하는 사람은 최근의 기억부터 서서히 잃어 갑니다. 기억의 책꽂이에 새로운 책을 꽂기가 어렵고, 가장 최근에 꽂아 둔 책부터 서서히 도미노처럼 쓰러지는 이미지를 떠올리면 됩니다.

이러한 증세를 보이는 사람은 방금 들은 말을 금세 잊어버리거나, 같은 질문을 여러 번 반복하기도 합니다. 며칠 전 일은 물론이고 몇 시간 전 대화조차 새롭게 듣는 듯한 반응을 보입니다. 가족이 "아까 얘기했잖아요."라고 말하면, 전혀 모르겠다는 듯이 "그래? 난 처음 듣는데."라고 대꾸하는 식입니다. 물건을 어디에 두었는지 기억하지 못해 집 안을 뒤지거나 방금 사 온 물건을 또 사러 나가는 일도 생깁니다.

시간 개념과 계절 감각 저하

오늘이 몇 월 며칠인지는 주의를 기울이지 않으면 모르는 사람이 꽤 많을 것입니다. 하지만 해가 중천에 떠 있는데 저녁을 먹자고 한다거나, 주말을 잘 보내 놓고 내일 자식이 출근하는 걸 잊을 만큼 시간 개념이 없어지는 것은 흔치 않습니다. 눈이 오는데 반팔을 입고 나가려 하거나, 한여름에 두꺼운 옷을 꺼내 입으려 하는 등 계절 감각이 흐려지는 변화도 관찰됩니다.

장소 개념과 공간 지각 능력 저하

치매일 경우, 뇌에서 공간 탐색에 핵심적인 역할을 하는 부위인 해마 hippocampus에 문제가 생깁니다. 내비게이션을 보면서 운전하다가 갑자기 인터넷 연결이 안 되어 현재 위치 설정에 문제가 생긴 상황과 비슷합니다.

내가 어디에 있고 어디까지 어떻게 가야 하는지가 흐릿해지면 익숙한 곳도 낯설게 느껴집니다. 그래서 치매에 걸리면 자주 다니던 시장이나 병원도 낯설게 느껴지고, 자꾸만 방향이 헷갈려 가던 길을 멈춰 주위를 둘러보게 됩니다. 심하면 집 안에서 화장실이나 방의 위치를 착각해 다른 문을 열기도 합니다.

모든 일에 대한 흥미 상실

평소 즐겨 하던 일에도 흥미를 잃습니다. 매일 챙겨 보던 드라마나 뉴스도 놓치고, 취미였던 뜨개질이나 정원 가꾸기를 멈춥니다. 직접 반찬을 만들어 나누던 분이 "이제는 귀찮다."라며 포장 음식이나 간편식만 찾기도 합니다. 자주 하던 산책도 하지 않고, 응원하던 연예인이나 좋아하던 노래에도 시큰둥한 반응을 보입니다. 모든 활동과 모든 대상에 대한 관심과 흥미가 줄어듭니다.

집안일이나 외부 활동의 어려움

일상적인 집안일이나 외부 활동에 관한 관심이 줄어듭니다. 청소나 빨래를 미루거나 잊어버립니다. 집 안이 어수선해져도 그대로 두는 경우가 많습니다. 안 하다 보니 못하게 되는 악순환에 빠지기도 합니다. 그냥 하기 싫거나 게을러졌다기보다는 어딘지 모르게 불편한 부분이 생긴 것입니다.

대인 관계의 미묘한 변화

예전처럼 사람 만나는 일을 반기지 않습니다. 잘 만나던 친구를 피하거나 전화를 받아도 금세 통화를 끊습니다. 모임에 가도 대화에 잘 끼지 않고, 재미있게 다니던 복지관에 가기 싫어하기도 합니다. 다른 사람의 말을 듣는 데에 집중하지 못하고, 표정이 굳어 있고, 반응이 느리거나 어색해 대화가 이어지지 않습니다. 가까운 가족과도 말수가 줄고, 정이 느껴지지 않는다는 말을 듣기도 합니다.

단어 인출 능력 등 언어 기능 저하

일상적으로 쓰던 단어가 잘 떠오르지 않습니다. 예를 들어, 냉장고, 세탁기 같은 일상에서 쓰는 물건의 이름을 정확하게 말하지 않고, '이거', '저거'라는 대명사 형태로 두루뭉술하게 말합니다. '과일 넣는 곳', '옷 빠는 거'처럼 의미를 풀어 얼버무리기도 합니다. 즐겨 쓰는 단어의 종류도 점점 줄어듭니다.

논리적 사고 및 판단의 어려움

논리적인 사고의 흐름을 따라가지 못하고 자기만의 엉뚱한 논리를 내세웁니다. 그래서 가족들과 싸우기도 합니다. 돈에 집착하고 돈을 아까워하면서도 정작 계산이 잘되지 않는 불균형한 모습을 보이기도 합니다. 내가 입고 있는 옷이 깨끗한지 더러운지, 내가 사는 집이 잘 정돈되었는지 아닌지를 알아차리는 데에도 어려움이 따릅니다.

불안이나 우울의 재발

예전에 괜찮아졌던 불안이나 우울감이 다시 고개를 들기도 합니다. 신경정신과적 자극에 민감하게 반응하고, 기존에 가지고 있던 증상이 심해지는 것입니다. 사소한 일에도 마음이 흔들리고, 감정이 쉽게 요동칩니다. 밤에 혼자 있는 걸 두려워하여 잠을 설치거나, 낯선 환경과 작은 소음에도 예민하게 반응합니다.

3.

치매 위험,
꼭 기억해야 할 14가지 요인

최고의 의학 학술지 《랜싯The Lancet》에서는 정기적으로 치매 보고서를 발표합니다. 그리고 2024년에 발표된 최근 보고서에 따르면 전체 치매의 45%는 예방할 수 있는 것으로 나타났습니다. 다만, 치매 위험을 높이는 14가지 요인을 잘 관리하는 것이 전제되어야 합니다. 참고로 이번 보고서는 2020년에 발표된 보고서의 개정판입니다. 무엇이 업데이트되었을까요?

먼저 흡연, 우울증, 신체 활동, 당뇨병 항목이 노년기가 아닌 중년기 위험 요인으로 재분류되었습니다. 또한, 수정 가능한 위험 인자의 총비율이 40%에서 45%로 늘어났습니다. 2017년 초기 보고서에서 35%라고 했던 것과 비교하면 훨씬 높아진 수치입니다. 이는 치매가 평생에 걸쳐 장기적으로 누적되는 만성 생활습관병이라는 인식이 받아들여진 결과입니다. 더불어 높은 저밀도LDL 콜레스테롤 수치와 시력 상실 항목이 새롭게 추가되었습니다.

이제부터 소개하는 14가지 치매 위험 요인은 이해를 돕기 위해 순서를 재배치한 것입니다. 글을 읽으며 나에게 해당하는 부분은 무엇인지, 그리고 앞으로 어떻게 개선해 나가면 좋을지 생각해 봅시다.

신체 건강적 요인	생활 습관적 요인	감각 저하 및 외상	심리 사회적 요인
》고혈압 》당뇨병 》비만 》고지혈증	》신체 활동 부족 》흡연 》과도한 음주	》청력 상실 》시력 상실 》외상성 뇌손상	》낮은 교육 수준 》우울증 》사회적 고립 》대기 오염

고혈압

고혈압은 치매 위험을 높이는 주요 요인 중 하나입니다. 혈압이 높으면 혈관이 손상되고, 뇌로 흐르는 미세한 혈액의 순환이 원활하지 않기 때문입니다.

최근 연구에서는 혈압의 절대 수치뿐 아니라 변동성(혈압이 들쭉날쭉한 정도)도 중요하다고 말합니다. 혈압의 변동성이 클수록 뇌혈관에 부담이 커지기 때문입니다.

균형 잡힌 식단, 규칙적인 운동, 스트레스 관리, 충분한 수면은 모두 혈압 조절에 도움을 줍니다. 꾸준한 관리와 정기적인 측정만으로도 뇌혈관을 보호하고, 치매 위험을 줄일 수 있습니다.

당뇨병

당뇨는 꽤 오래전부터 치매의 위험 요인으로 여겨져 왔습니다. 그리고 최근의 연구들은 당뇨가 중년기부터 있을 때 뇌 건강에 더 해롭다고 이야기합니다. 혈당이 높은 상태가 오랫동안 유지되면 혈관이 손상되고, 뇌로 가는 산소와 영양 공급이 원활하지 않기 때문입니다.

하지만 당뇨는 습관을 개선하는 것으로 충분히 관리할 수 있는 질환입니다. 균형 잡힌 식단, 규칙적인 식사 시간, 꾸준한 운동, 그리고 정기적인 혈당 확인이 기본입니다. 혈당을 안정적으로 유지하면 뇌의 대사 기능이 개선되고, 기억력 저하를 늦출 수 있습니다. 당뇨 관리가 곧 뇌 건강 관리인 것입니다.

비만

비만은 유명한 치매 위험 요인입니다. 체지방이 늘면 염증 반응이 증가하고, 혈관과 뇌의 대사 기능이 떨어지기 때문입니다. 그래서 체중을 줄이면 인지 기능이 향상되고, 뇌 혈류 문제가 개선되는 경향이 있습니다. 그 효과는 수술로 지방을 제거했을 때보다 식단과 운동을 병행해 체중을 감량했을 때 더욱 뚜렷합니다. 무리한 다이어트보다 꾸준한 체중 관리와 규칙적인 생활이 필요한 것입니다. 이는 몸의 균형은 물론 사고의 명료함까지 되찾게 합니다.

높은 저밀도 콜레스테롤 수치

뇌에 콜레스테롤이 쌓이면 단백질 응집체인 아밀로이드와 타우 단백질이 축적되기 쉽습니다. 그중 고밀도^{HDL} 콜레스테롤은 혈관 안에 붙은 콜레스테롤 찌꺼기를 간으로 보내 혈관을 청소하는 반면, 저밀도 콜레스테롤은 혈관에 콜레스테롤 찌꺼기를 쌓고 혈관을 좁히기 때문에 치매 위험을 높이는 요소로 지목되고 있습니다. 그래서 저밀도 콜레스테롤을 흔히 '나쁜 콜레스테롤'이라고 부르는 것입니다. 하지만 식습관과 생활 습관을 개선하면 저밀도 콜레스테롤 수치 또한 충분히 관리할 수 있습니다. 포화지방이 많은 음식보다는 채소, 생선, 통곡물 위주의 식단을 유지하고, 꾸준한 운동과 규칙적인 수면을 실천하는 것이 도움이 됩니다.

신체 활동 부족

모든 연령대에서 거의 모든 형태의 치매 예방에 중요한 역할을 하는 것이 바로 운동입니다. 신체 활동은 심혈관 순환과 신경 보호 호르몬 분비를 촉진하고, 신경 가소성을 향상하고, 신경 염증을 감소시킵니다. 즉, 몸을 움직이는 것만으로도 뇌는 더 활발하게 작동하고 스스로를 보호합니다. 걷기, 계단 오르기, 스트레칭처럼 가벼운 움직임도 충분히 도움이 됩니다. 꾸준히 움직이면 집중력과 기억력이 좋아지고, 우울감이 완화되며, 수면의 질이 향상됩니다.

흡연

흡연은 어떻게 노년기의 위험 요인에서 중년기의 위험 요인으로 재분류되었을까요? 사실은 담배를 오랫동안 자주 피우면 치매에 걸리기 전에 다른 병으로 사망해 버려서 흡연의 장기적인 영향이 가려졌던 것입니다. 심혈관 질환과 암 치료 기술이 향상되면서 역설적으로 장기적인 흡연이 치매로 이어지는 패턴이 드러난 것이지요.

담배 속 니코틴과 일산화탄소는 뇌혈관을 손상시키고 혈류를 방해하여 인지 기능 저하를 촉진합니다. 뇌혈관뿐 아니라, 전체 혈관 손상의 강력한 위험 요소이기도 하죠. 하지만 금연을 실천하면 혈류가 개선되고, 산소 공급이 안정되며, 치매 위험 또한 점차 감소합니다. 하루라도 빨리 금연을 시작할수록 그 효과는 커집니다.

과도한 음주

과도한 음주는 모든 형태의 치매 위험을 높입니다. 알코올이 뇌세포를 직접 손상시키고, 기억력과 판단력을 담당하는 부위의 신경 전달을 방해하기 때문입니다. 특히 소량이라도 매일 장기간 마시는 음주 습관은 뇌의 회복력을 떨어뜨립니다. 다행인 것은 술을 덜 마시는 하루하루가 쌓이면 기억력과 집중력 또한 조금씩 돌아온다는 것입니다.

청력 상실

교통 소음 등 지속적인 소음에 장기간 노출되면 청력이 점차 떨어집니다. 청력이 손상되면 공간 작업기억 기능에도 영향을 미치며, 특히 25년 이상 청력을 상실하면 일상생활과 뇌 기능 유지에 치명적입니다.

듣는 것은 우리가 외부의 자극을 받아들이고 타인과 소통하는 가장 대표적인 활동입니다. 그러므로 청력 상실은 단순한 듣기 능력 저하를 넘어, 노인의 고립이나 외로움으로 이어지는 사회적 문제가 됩니다. 청력이 완전히 상실되지 않았더라도, 소리를 듣고 반응하는 기회가 줄어들면 뇌의 청각 처리 기능과 언어 기능이 점차 약해질 수 있습니다. 따라서 음악을 듣거나, 사람들과 자주 대화하거나, 보청기 등 청력 보조 기기를 적극적으로 활용해 청각 자극을 유지하는 것이 중요합니다.

시력 상실

청각 상실이 2017년 초기 보고서에서부터 높은 수준의 위험 요인으로 인정되었다면, 시각 손상은 최근에야 위험 요인으로 인정되었습니다. 교정되지 않은 시력 장애는 단순히 잘 안 보이는 불편을 넘어 시각 자극이 줄어들면서 뇌의 시공간 처리 기능을 약화할 수 있습니다. 실제로 국내 연구에서도 시력 장애의 심각성에 따라 치매 위험이 증가한다고 이야기합니다. 정기적인 안과 검진, 안경이나 렌즈 착용, 적절한 조명 환경을 유지하는 것만으로도 뇌의 감각 처리와 인지 기능 저하를 예방할 수 있습니다.

외상성 뇌손상

외상성 뇌손상은 외부의 강한 힘으로 인해 뇌가 다치는 것을 뜻하며, 외상성 뇌손상이 있으면 치매 발병이 2~3년 정도 앞당겨질 수 있습니다.

저소득 국가 노인의 외상성 뇌손상 원인은 주로 교통사고입니다. 교통 시스템이 미비하고 규제가 약하기 때문입니다. 반면, 우리나라를 비롯한 고소득 국가 노인의 외상성 뇌손상 원인은 대부분이 추락과 낙상입니다. 평균 수명이 길어지면서 근육 약화나 시력 및 주의력의 저하 등으로 인한 사고가 많고, 병의 치료를 위해 졸음을 유발하거나 혈당을 낮추는 등의 부작용이 따르는 약물을 많이 복용하기 때문입니다. 물론, 소득의 차이와 상관없이 추락과 낙상은 모든 노인의 외상성 뇌손상의 주요 원인입니다.

그러나 외상성 뇌손상 역시 예방이 가능합니다. 가정 내 미끄럼방지 매트 설치, 조명 밝기 유지, 편한 신발 착용, 규칙적인 근력 운동 등은 낙상 위험을 줄이는 데 도움이 됩니다. 작은 주의만으로도 큰 부상을 막고, 뇌 건강을 오래 지킬 수 있습니다.

낮은 교육 수준

인지 예비력cognitive reserve이란, 나이가 들거나 뇌가 손상되어도 일상적인 기억과 사고를 잘 유지할 수 있도록 도와주는 힘을 말합니다. 그리고 학습과 사고는 뇌를 끊임없이 자극해 인지 예비력을 높이는 활동이 됩니다. 교육을 통해 배우고 생각하는 과정을 반복하다 보면, 뇌에서 신호를 전달하는 시스템이 활성화되고 단단해지기 때문이죠. 구체적으로 신경 뇌세포인 뉴런neurons과 뉴런 사이의 연결 틈인 시냅스synapse를 만들거나 네트워크 효율성을 높이는 것입니다. 또한, 교육은 지능이 향상되는 효과는 물론, 좋은 직업을 가질 기회를 얻어 경제적 여유가 생기는 것에도 영향을 미칩니다.

우울증

우울증은 모든 연령대에서 치매 위험을 증가시키는 것으로 알려져 있습니다. 우울증이 뇌 염증 반응, 또는 해마 위축과 연관이 있고, 동시에 사회적 교류를 줄여 인지적 자극을 감소시키기 때문입니다. 그중 노년기 우울증은 '가성 치매'라고 불릴 만큼 치매와 비슷하게 보입니다. 하지만 다행히 우울증은 조기에 발견하고 치료하면 충분히 회복할 수 있습니다. 규칙적인 생활, 햇볕을 쬐는 산책, 취미 활동, 주변 사람과의 대화가 우울 증상을 완화하는 데 큰 도움이 됩니다. 필요할 경우 전문가의 상담과 약물 치료를 병행하면 인지 기능 저하를 예방하는 데 더욱더 효과적입니다.

사회적 고립

인간은 사회적 동물이고, 끊임없이 서로 영향을 주고받는 존재입니다. 그래서 은퇴나 이사, 배우자와의 사별로 갑자기 사회적 관계가 끊기고 이러한 단절이 길어지면 깊은 외로움을 느낍니다. 이와 함께 타인과의 대화와 정서적 교류가 줄어들면서 뇌가 자극을 받을 기회도 자연스럽게 감소합니다. 반대로 사람들과의 대화, 공동체 활동, 감정의 교류는 언어, 기억, 감정 조절 등 여러 인지 영역을 동시에 활성화합니다. 이러한 반복된 자극이 뇌의 연결망을 강화해 결국 인지 예비력을 쌓는 기반이 됩니다. 즉, 사회적 접촉을 꾸준히 이어가는 것이 곧 뇌의 회복력을 높이는 일입니다.

대기 오염

대기 오염은 선진국과 개발도상국 모든 지역에서 치매와 깊은 관련을 보입니다. 초미세먼지나 질소산화물 같은 대기 오염 물질이 혈관 염증을 유발하고, 이에 따라 뇌로 가는 혈류를 줄이거나 염증을 악화할 수 있기 때문입니다. 특히 심혈관 질환이 있는 경우에는 대기 오염의 영향이 더욱 크게 작용합니다.

세계보건기구^{WHO}에서는 초미세먼지의 연평균 농도를 $5\,\mu g/m^3$ 미만으로 권장합니다. 그러나 우리나라의 연평균 초미세먼지 농도는 2024년 기준 $15.6\,\mu g/m^3$ 로 매우 높은 편에 속합니다. 이마저도 최근 5년 중 가장 낮은 수치입니다. 더 맑고 더 깨끗한 하늘이 필요합니다. 또한 몇몇 동물 연구에서는 대기 오염에 많이 노출되면 뇌에 아밀로이드 베타 축적이 증가하고, 신경 염증도 유발된다고 합니다. 사실 당연합니다. 인체는 소우주이므로 대우주인 자연의 영향을 받습니다. '내가 매일 호흡하는 공기가 얼마나 중요한가?'와 '내가 매일 먹는 음식이 얼마나 중요한가?'는 동일 선상에 놓인 질문입니다. 대기 오염을 완전히 피할 수는 없지만, 공기 질이 나쁜 날에는 외출을 줄이고 공기청정기나 환기를 병행하는 등 실내 환경을 관리하는 것이 도움이 됩니다.

4.

치매 치료의 현실과
한계 인식의 필요성

치매는 아직 그 원인과 작용 과정을 완전히 밝혀내지 못한 질병입니다. 뇌에 축적되는 노폐물, 면역과 염증 반응, 다양한 생리적 요인 그리고 유전자까지. 치료에 앞서, 무엇이 뇌를 변화시키는지조차 여전히 탐구 중인 질환이라 할 수 있습니다.

지금까지의 연구에서 많은 과학자가 주목하는 것은 두 가지 단백질 덩어리입니다. 바로 아밀로이드 베타와 타우 단백질입니다. '아밀로이드 베타'는 응집해 덩어리를 만들면 뇌 속에서 일어나는 신경 세포의 신호 전달을 방해합니다. 그리고 '타우 단백질'은 서로 엉기면 세포 안의 통로를 막아 신경 세포 간 연결을 약화시킵니다.

이 밖에도 여러 가지 가설이 있습니다. 뇌 속의 신경전달물질이 부족하거나, 염증이 생기거나, 산화 스트레스와 혈당 조절에 문제가 생기거나, 미토콘드리아 기능과 자가포식에 이상이 생기거나, 장내 미생물이 변화하면 영향을 줄 수 있다는 것입니다. 치매를 단일 원인에 의한 질병으로 바라보기보다는 뇌와 몸 전체의 균형이 무너질 때 나타나는 복합 질환에 가깝게 바라보는 것입니다.

이러한 연구를 바탕으로 치매 치료를 위한 신약 개발 경쟁은 치열합니다. 기존에 미국 식품의약청FDA에서 승인된 치매 치료제는 신경전달물질의 불균형을 조절하는 약과 신경 세포를 과도하게 흥분시키는 물질을 억제하는 약, 이 두 종류였습니다. 도네페질, 리바스티그민, 갈란타민, 메만틴 같은 약이 대표적입니다.

그리고 2021년 이후에는 아밀로이드 베타를 직접 제거하는 차세대 치료제(아두카누맙 성분과 레카네맙 성분)도 등장했습니다. 하지만 이 치료제가 얼마나 실질적인 이득을 거둘 수 있는지에 대한 논쟁은 계속되고 있고, 부작용에 대한 보고도 적지 않습니다. 실제로 아두카누맙 성분의 아두헬름은 이미 시장에서 퇴출당했습니다. 즉, 뇌와 신경계에 작용하는 약물은 아직은 얻을 수 있는 효과보다 부작용이 더 클 수 있습니다. 그러므로 약은 정말 조심스럽게, 보수적으로 접근해야 합니다.

결론적으로 아직 뚜렷하게 효과를 보이는 치료제는 없습니다. 지금으로서는 증상을 예방하고 병의 진행을 늦추는 것이 현실적인 목표입니다. 치매 치료의 한계를 인정한다는 것은 단념이 아니라 방향을 바로잡는 일입니다. 완벽한 약을 기다리기보다는 지금 당장 우리가 스스로 할 수 있는 일부터 실천하는 것, 그것이 가장 현명한 길 아닐까요?

앞서 대표적인 치매의 14가지 위험 요인을 소개했습니다. 이 외에도 뇌 건강에 영향을 주는 요인은 생각보다 다양합니다. 항암 치료와 같은 생물학적 요인, 스트레스나 사회적 관계와 같은 심리·사회적 요인, 그리고 유전과 환경이 맞물려 나타나는 생리적 변화, 그 모든 것이 연결되어 있습니다. 그래서 특별한 처방보다 매일의 평범한 일상을 잘 돌보는 일이 더 중요합니다. 잘 먹고, 잘 자고, 적당히 운동하고, 사람들과 어울려 대화하며 웃는 일. 그 작은 습관들이 뇌 건강을 지키는 일의 시작입니다.

5.

치매를 예방하고
잘 관리하기 위한 방법

앞서 말씀드렸듯이 아직 뚜렷한 치매 치료제는 없습니다. 그러므로 치매 관리의 핵심은 예방과 생활 속 실천에 있다고 볼 수 있습니다. 치료를 의사에게만 맡겨 둘 일이 아닙니다. 나의 관심과 노력이 함께해야 시너지 효과를 낼 수 있습니다. 물론 자의적으로 판단해 치료를 시도하라는 뜻은 아닙니다. 의사와 협력하여 나의 일상 안에서 할 수 있는 최선의 관리법을 찾아가는 것이 중요합니다.

특히 인지 기능은 인지적인 자극을 지속적으로 받을 때 유지되고 강화됩니다. 그리고 이 책에서는 인지 기능 강화와 치매 예방 및 관리에 대한 학술적인 내용을 골고루 소개합니다. 조금 어렵게 느껴지더라도 다양한 지식을 접하며 뇌를 자극해 보세요. 새로운 정보를 이해하고 적용하려는 과정 자체가 이미 뇌 건강 관리의 시작입니다.

한의학적 관점은 뒤에 따로 다룰 예정이지만, '치미병治未病' 개념은 지금 알고 갑시다. 치미병이란, 아직 병이 되지 않은 상태를 다스린다는 뜻입니다. 병이 본격적으로 발생하거나 진행되기 전에 미리 예방하여 치료한다는 뜻입니다. 미병은 질병도, 질병이 아닌 것도 아닙니다. 질병을 우리 건강의 연속성 상에서 살필 때 바라볼 수 있는 개념입니다. 경도인지장애mild cognitive impairment, MCI처럼 정상과 질병의 경계에 있을 때 관리가 필요한 이유도 이와 같습니다. 알츠하이머병이나 파킨슨병 등 비가역적으로 진행된 상태에서 인지 기능을 개선하기는 매우 어렵습니다. 경도인지장애의 초기 상태에서 적절한 치료를 시행하여 예방 차원의 관리가 필요합니다.

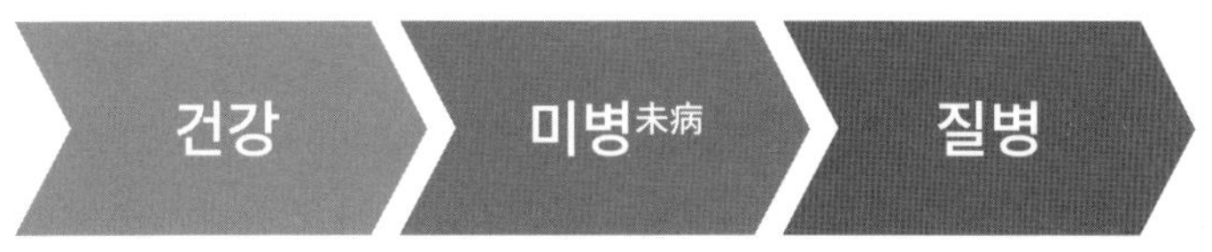

다행히도 기술의 발전으로 비교적 이른 시기에 치매를 발견할 수 있게 되었습니다. 치매 고위험군인 경도인지장애부터 진단받을 수 있어 조금 더 빨리 대비하고 관리할 수 있는 여유가 생긴 셈이지요. 이 시기에는 자신의 상태를 인식하고, 생활 습관을 조정하거나 가족과 함께 관리 계획을 세워 보는 것이 좋습니다. 예를 들어, 혈관성 치매가 의심된다면 뇌 혈류 개선 및 심혈관 건강에 도움이 되는 운동과 뇌인지 훈련을 하는 것입니다. 알츠하이머병도 식습관, 수면, 운동, 사회적 활동을 꾸준히 실천하면 더디게 진행되도록 할 수 있습니다.

평균 수명이 늘어난 지금, 50~70대는 이제 자기 몸을 다시 점검하고 정비해야 할 시기입니다. 그동안 가족과 일에 집중하느라 놓쳤던 건강 관리에 눈을 돌려야 할 때입니다. 깜빡깜빡하는 일이 잦아지는 등 평소와 다른 변화를 느낀다면 잠시 멈춰 서서 나의 생활 방식과 마음 상태를 되돌아보세요. 그리고 이미 작은 변화가 감지된다면 일상의 균형을 지키기 위해 노력하세요. 예를 들어, 치매의 특징 중 하나인 '지남력 저하'가 나타나 시간과 공간의 감각이 흐릿해진 것 같다면 시계나 달력을 확인하는 일을 습관화하고, 메모나 휴대전화 알림을 활용해 일상의 패턴을 유지하는 것입니다.

무엇보다 중요한 것은 현재의 일상을 포기하지 않는 마음가짐입니다. 조금 느려져도 괜찮습니다. 가족과 함께 자신에게 가장 잘 맞는 방법을 찾아가다 보면, 그 과정 자체가 뇌의 회복력과 적응력을 키워 줍니다. 조금은 헤매더라도 포기하지 않는 자세가 중요합니다.

6.

우리가 희망을
놓지 말아야 하는 이유

치매는 환자마다 비슷하지만 조금씩 다른 양상으로 나타나는 듯합니다. 아마도 고유하게 타고난 유전자와 사람마다 다르게 켜켜이 쌓이는 경험이 어우러져 지금의 나를 이루기 때문이겠죠.

하루하루 비슷하다가도, '어째 요즘 더 심한 것 같은데.' 하는 순간들이 보입니다. 그럴 때 다시 함께 운동도 하고, 영양도 신경 쓰고, 치료도 적절히 하면 또 몇 달을 잘 유지합니다. 그러다가 크고 작은 사고나 골절 같은 치명적인 부상, 생활의 변화 등이 겹치면 급격히 나빠지기도 합니다. 살다 보면 이렇게 '왜 우리는 불건강의 상태를 맞이하는 것일까?' 하는 고민을 하게 되는 때가 옵니다. 하지만 이런 순간에도 누군가는 좌절하지만, 누군가는 희망을 찾아갑니다. 어떻게 하면 답을 찾고 다시 나아갈 수 있을까요?

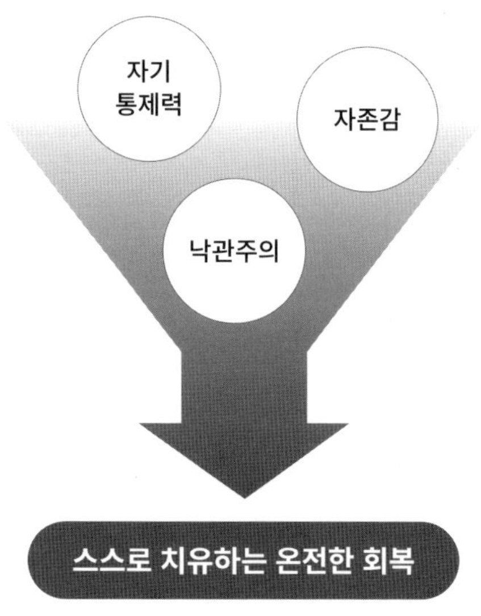

이론적으로 치매는 좋아지지 않고 계단식으로 악화할 뿐이라고 알려져 있습니다. 이렇다 할 치료법도 없습니다. 하지만 여기에 발목 잡혀 있기보다는 씩씩하게 방법을 찾아 나가다 보면 치매도 분명히 좋아질 수 있습니다. 앞으로 책의 구석구석에 많은 방법을 공유하겠습니다. 책 속에 흘러넘치는 정보들을 적극적으로 내 것으로 흡수하면서 뇌세포를 흔들어 깨워 보세요. 즐겁고 능동적인 자세로 읽고 실천한다면 분명 희망이 있습니다.

희망의 시작은 이 책의 다음 장에서 다룰 '건강 상태에 대해 의식하기'부터 출발합니다. 의식은 행복, 쾌락, 고난, 고통과 같은 모든 마음을 느끼게 하는 근원입니다. 사실 고통과 고난의 경험은 인간이 적응하고 살아가기 위해 꼭 필요한 과정입니다. 고통을 피하려는 마음과 행복을 추구하려는 마음이 우리 삶을 이끄는 두 축이기 때문입니다.

질병을 의식하는 것도 마찬가지입니다. 자신의 건강 상태를 자각하는 것은 건강을 되찾기 위한 의지로 이어지는 자연스러운 흐름입니다. 그렇다면 그 안에서 끝없이 이어지는 불안 앞에서 다시 삶의 균형을 찾는 힘은 어디에서 나올까요? 그 답은 삶의 의미를 찾고, 자기 통제력을 회복하는 데 있습니다. 그리고 자기 자신을 긍정적으로 바라보고, 내가 할 수 있는 일에 집중하며, 희망적인 마음을 유지하는 데 있습니다.

희망은 치매를 단숨에 없애 주지는 않지만, 치매와 함께하는 삶 속에서도 기쁨을 발견하게 합니다. 그리고 무엇보다 치매 환자와 가족도 충분히 행복할 수 있습니다. 희망을 놓지 않는 순간부터 우리는 이미 회복을 시작하고 있는지도 모릅니다.

치매 신호 셀프 진단

지난 한 달 동안의 기억력 변화를 점검해 보세요. 기억나지 않거나 깜빡하는 일이 한 달에 한 번 이상 발생했다면 '가끔', 일주일에 세 번 이상 발생했다면 '자주'에 체크합니다.

① 기억력이나 일 처리 능력이 예전보다 떨어진 것 같아 걱정된다.

전혀☐ 가끔☐ 자주☐

② 주변에서 기억력이나 일 처리 능력이 달라졌다고 말한다.

전혀☐ 가끔☐ 자주☐

③ 낯선 곳에서 길을 잃은 적이 있다.

전혀☐ 가끔☐ 자주☐

④ 간단한 문장이나 책을 읽은 뒤 잘 기억하지 못한다.

전혀☐ 가끔☐ 자주☐

⑤ 현재 일이나 최근에 있었던 일을 기억하는 데 어려움이 있다.

전혀☐ 가끔☐ 자주☐

⑥ 잘 아는 사람의 이름이 쉽게 떠오르지 않을 때가 있다.

전혀☐ 가끔☐ 자주☐

⑦ 중요한 물건을 잃어버리거나 엉뚱한 곳에 두고 찾지 못한 적이 있다.

전혀☐ 가끔☐ 자주☐

이 문항들은 초기 인지장애부터 말기 치매에 이르기까지의 단계를 구분하는 '전반적 퇴행척도'를 바탕으로 구성되었습니다. 가볍게 점검해 보는 것만으로도 현재 상태가 전문 진료가 필요한 수준인지 아닌지 가늠할 수 있습니다.

스스로 기억력 저하를 느끼고 주변 사람들 역시 변화를 느낀다면, 초기 치매나 경도인지장애, 즉 일상은 유지하되 기억력이나 주의력 같은 인지 기능 일부가 떨어져 '정상 노화와 치매 사이에 있는 단계'일 수 있습니다.

또한, 나는 불편함을 느끼는데 주변 사람은 괜찮다고 한다면, 아직 검사에서는 정상이라도 스스로는 기억력이 떨어졌다고 느끼는 '주관적 인지 저하 단계'일 수 있습니다. 반대로 나는 괜찮다고 생각하는데 주변 사람이 이상하다고 느낀다면 이미 '치매가 진행된 단계'일 수 있습니다. 이 경우에는 전문가와의 면담을 통해 정확한 진단을 받는 것이 좋습니다.

박순례 씨는 아들딸은 물론 증손주와 함께한 여행에 신이 납니다. 하지만 집을 비워 두어 걱정이 이만저만이 아닙니다. 옆집 수민이 엄마가 찾아오면 어쩌나, 화분에 꽃이 시들면 어쩌나, 베란다 창문은 잘 닫았나, 선풍기는 잘 꺼져 있나 신경 쓰이는 게 참 많습니다. 그래서 자꾸만 "당장 집에 가겠다."라며 짐을 챙깁니다.

돌봄 가족이 가장 답답한 순간은, 환자가 계속해서 같은 말을 하며 고집을 부린다고 느껴질 때입니다. 그런데 어쩌면 환자는 불안과 혼란을 마주하고 있는지도 모릅니다. 그러므로 가족은 너그러운 마음을 갖는 것과 동시에 환자의 기저에 깔린 사소한 불편함이나 불안감을 면밀히 살펴야 합니다. 지혜로운 돌봄이 모두의 일상을 편안하게 합니다.

2장

치매 환자의 가족이라면
이렇게 준비하세요!

: 메타인지와 자기 관리법

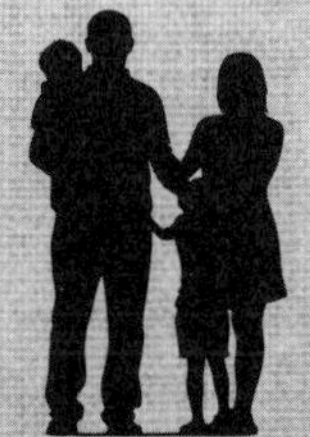

1.

자기 인식 훈련으로
치매와 마주하기

내 가족이 치매인지 의심하게 되는 순간, 많은 사람이 '설마, 아니겠지.' 하는 마음으로 넘겨 버리고는 합니다. 아니었으면 좋겠다는 바람이 크기 때문이지요. 그러나 최근 일을 자주 잊거나 시간과 장소 감각이 흐려지는 모습이 보일 때 병원을 찾게 되면 이미 치매가 상당히 진행된 경우가 많습니다. 그러므로 아주 작은 변화라도 눈에 띄면 가족이 먼저 알아차리고 담담히 대응하는 것이 중요합니다. 조기에 인식할수록 준비할 수 있는 선택지가 많아집니다.

처음에는 치매 당사자도 가족들도 치매를 선뜻 받아들이기 어려워합니다. 또한, 치매는 전혀 예상하지 못한 시점에 찾아오기도 하고, 두려운 마음에 부정하다가 늦게 발견되기도 합니다. 그래서 대부분은 '조금만 더 일찍 살펴봤더라면……' 하는 아쉬움을 갖습니다.

그러나 이미 지나간 일보다 지금부터 어떻게 함께 준비하느냐가 더 중요합니다. 앞으로 남은 시간을 어떻게 채울지를 고민하는 데에 집중해야 합니다. 속상해하고 안타까워하고 자책할 필요는 없습니다. 후회에 머물기보다 그 에너지를 앞으로 닥칠 변화에 대응하는 데로 돌리는 것이 현명합니다.

메타인지에 대해 이해하기

메타인지meta cognition의 가장 단순한 정의는 '생각에 관한 생각 thinking about thinking'으로, 1970년대 후반에 발달심리학자 존 플라벨이 제안한 개념입니다. 여기에 기반해 많은 학자가 메타인지 개념을 발전시켜 나갔습니다. 헤네시(1999)는 메타인지를 '자신의 생각을 스스로 알아차리는 것Awareness of one's own thinking', 쿤과 딘(2004)은 '스스로의 생각을 알아차리고 조절하는 것Awareness and management of one's own thought', 마르티네즈(2006)는 '생각을 관찰하고 통제하는 능력the monitoring and control of thought'이라고 정의했습니다.

메타인지는 구체적으로 메타인지적 지식knowledge과 메타인지적 조절regulation 두 가지 요소로 나누어 설명할 수 있습니다. '메타인지적 지식'은 내가 무엇을 알고 있고, 무엇을 잘 모르고 있는가를 인식하는 능력입니다. 예를 들어, "요즘 어머니가 이름을 자주 잊으시네.", "나는 이런 상황에서 쉽게 불안해지네."라고 자신의 상태를 알아차리는 힘입니다.

'메타인지적 조절'은 그렇게 알아차린 생각이나 감정을 실제로 관리하고 조절하는 과정을 말합니다. "이럴 땐 어머니에게 천천히 다시 설명해 드려야겠다.", "내가 조급해질 때는 잠시 숨을 고르자." 처럼 생각을 행동으로 옮기는 힘입니다.

메타인지적 지식과 메타인지적 조절은 서로 떨어져 있지 않습니다. 내가 인식한 것을 바탕으로 조절하고, 조절의 경험을 통해 다시 인식을 수정하는 식으로 서로 영향을 주고받는 것입니다. 예를 들어, "이럴 땐 어머니가 불안해하시는구나!" 하고 깨달으면 다음에는 같은 상황에서 더 차분하게 대처하게 되고, 그 경험이 쌓이면서 나 자신도 조금씩 변화를 느끼게 됩니다. 즉, '알아차림(지식)'과 '관리(조절)'가 함께 작동할 때 비로소 메타인지가 온전히 완성됩니다. 이러한 과정은 단순한 이론이 아니라, 가족이 환자와 자신을 이해하며 마음의 균형을 유지하는 실제적인 기술이기도 합니다.

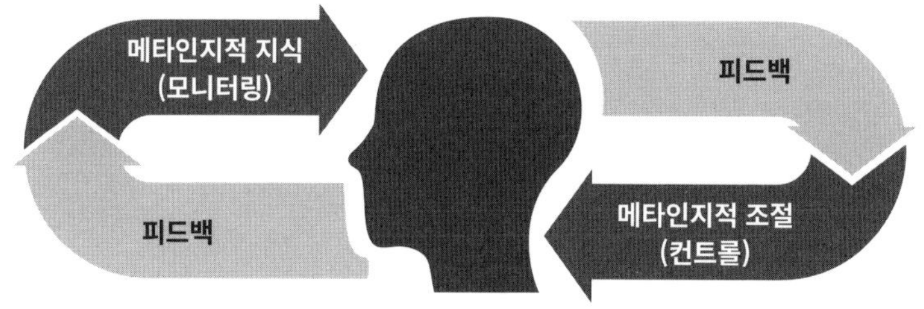

결국 메타인지는 인지에 대한 높은 차원의 인지입니다. 지각과 기억 같은 여러 인지 영역에 걸친 자신의 인지 과정에 대해 성찰하고 평가하는 능력이지요. 어떻게 보면 '나를 나답게' 확장하는 과정이라고 볼 수도 있겠습니다.

나에 대해서, 내 가족에 대해서 잘 관찰하고 생각해 봅시다. 차분하면서도 담담하게 스스로 질문을 던지고, 그 답을 찾아가는 과정이 바로 메타인지의 시작입니다.

앞서 우리는 치매를 의심할 수 있는 증상들을 충분히 살펴보았습니다. 최근 일에 대한 기억력 저하, 시간 개념과 계절 감각의 흐릿함, 장소 개념과 공간 지각 능력의 변화, 모든 일에 대한 흥미 상실, 일상적인 집안일이나 외부 활동의 어려움, 대인 관계의 미묘한 변화, 단어 인출 능력 및 언어 기능의 저하, 논리적 사고 및 판단의 어려움, 불안이나 우울의 재발 등이 있었습니다. 이런 변화들은 대부분 뚜렷한 순간보다는 작고 미묘한 차이로 시작됩니다. 바로 그 시점을 놓치지 않고 인식하는 것이 중요합니다.

메타인지를 돕는 또 다른 시선

메타인지를 기르는 일은 쉽지 않습니다. 특히 인지 기능이 저하되어 있으면 자신의 상태를 객관적으로 바라보는 힘이 약해져 있어 더욱 어렵습니다. 그럴 때는 나를 남처럼 보기, 즉 제삼자의 눈으로 바라보는 연습을 하면 도움이 됩니다. 나와 내 가족의 이야기를 다른 사람의 이야기로 생각해 보는 것입니다.

'나'에 대한 정보 처리 능력이 둔해질 때도, '남'에 대한 정보 처리 능력은 비교적 잘 유지된다고 합니다. 실제 인지 연구에 따르면 나에 대한 기억과 타인에 대한 기억은 다른 방식으로 저장됩니다. 내가 어떤 일을 겪었는지는 '떠올리는 기억'이고, 타인이나 세상에 관한 사실을 기억하는 것은 '일반적인 정보를 떠올리는 기억'인 것이죠. 신경영상 연구에서도 비슷한 결과가 있습니다. 나에 대해 생각할 때와 타인에 대해 생각할 때 활성화되는 뇌 영역이 다르고, 특히 알츠하이머병에서는 '나에 대한 정보를 처리하는 영역'부터 먼저 손상된다는 것입니다. 그러므로 가족은 한발 물러서서 치매 당사자가 자신을 다른 시각으로 바라볼 수 있도록 도와야 합니다. 그것이 통찰력을 높이는 데에 도움이 됩니다. 함께 사진이나 영상을 찍어 두었다가 다시 보게 하는 것도 방법입니다. 영상 속 자신의 표정이나 말투, 행동을 관찰하는 경험은 자기 자신을 객관적으로 이해하는 데 큰 도움이 됩니다.

간혹 가족이 치매 검사나 치료를 권유하면 완강하게 거부하는 사람이 있습니다. "아픈 데 하나 없고, 정신 멀쩡한데 왜 병원에 가야 하냐."라는 반응을 보이는 것입니다. 무섭고 걱정되는 마음 때문이면 괜찮습니다. 그러나 메타인지가 떨어져 자신이 정말로 괜찮다고 믿는 경우라면 문제가 됩니다. 실제로 인지 기능이 떨어진 어르신에게 치매 증상이 있는 것 같은지를 물으면, "그렇다."라고 답하는 경우가 드뭅니다. 이럴 때 영상이나 사진을 통해 자기의 변화를 천천히 확인하도록 하면 치료에 대한 이해와 순응도를 높입니다.

다만, 자신의 변화를 갑자기 인식하면 불안해질 수도 있으므로 주의가 필요합니다. 밝고 따뜻한 분위기 속에서 '나를 이해하는 시간'으로 자연스럽게 유도하는 것이 중요합니다. 그렇게 자신을 조금 더 긍정적으로 바라보게 되는 순간, 변화와 회복의 첫걸음이 시작됩니다.

2.

가장 소중한 것은
서로의 진심

진심을 온전히 주고받는 일에는 상대가 나를 아끼고 사랑한다는 믿음과 신뢰를 기반으로 합니다. 신뢰가 있기에 상대에게 보내는 나의 애정과 관심이 잘 전달되는 것이지요. 그러나 슬프게도, 치매라는 망각의 질병은 평생을 쌓아온 신뢰의 기억을 희미하게 만들어 버립니다. 그래서 많은 치매 환자가 가족의 말을 오해하거나 예민하게 받아들여 가시 돋친 말로 되돌려주기도 하고, 싸우기도 합니다. 가족은 또 그 같은 행동에 상처받고, 지쳐서 울고 화내다가 깊은 죄책감에 빠지기도 합니다.

그래도 치매 당사자를 이해하고 애정을 전달할 방법이 있습니다. 바로 메타인지를 통해 나를 돌보고, 숨겨진 상황을 찾아 인지하는 것입니다. 천천히 살펴봅시다.

나부터 충전하기

치매 환자를 돌보는 가족에게 현실은 버겁고 무겁습니다. 이런 현실이 너무 크게 느껴진다면 치매라는 단어와 죄책감이라는 감정을 내려놓고, 나의 삶을 회복하는 시간을 꼭 가져야 합니다. 모든 순간마다 완벽할 수 없다는 사실을 인정하는 것이 회복의 시작입니다.

그리고 걱정하고 아끼는 마음이 돌봄 가족에게만 있는 건 아닙니다. 특히 치매 당사자가 부모인 경우, 나를 돌보는 자녀를 끝까지 염려하고 자녀의 행복을 바랍니다. 마지막 순간까지도 환자의 모성과 부성은 남아있지요. 그래서 치매 당사자는 자신 때문에 자녀가 힘들어한다고 느끼면 더 마음 아파하고 불안함을 느낍니다. 치매 당사자가 진정으로 바라는 것은 자녀의 헌신적이고 끝없는 희생이 아니라, 자녀의 건강하고 평온한 삶입니다.

그러므로 돌봄 가족은 반드시 자신을 위한 돌봄을 실천해야 합니다. 자신의 상태를 점검해 보세요. 돌봄 가족의 지치지 않고 다시 일어서는 힘, 즉 회복 탄력성은 환자의 안정과 예후에도 직접적인 영향을 미칩니다.

치매 관리는 장기전입니다. 지치지 않고 헤쳐나갈 수 있는 자기만의 방법을 찾아야 합니다. 가족 간의 솔직한 대화와 협력, 비슷한 상황의 사람들과의 공감, 취미 생활이나 한가한 시간을 갖기 등 나만의 회복 루틴을 꾸준히 유지하세요. 일기와 같은 글쓰기도 좋습니다. 요양 등급에 따른 지원 제도와 돌봄 서비스를 활용하고, 위치 추적기와 가정용 CCTV와 같은 기술적인 장치를 적극적으로 사용하는 것도 중요합니다.

충분히 충전했다면 앞으로 소개할 메타인지적 접근 방법을 활용해 보세요. 한발 떨어져 바라보거나, 마음을 잠시 쉬게 하거나, 새로운 시도를 해 보는 것입니다. 그렇게 다시 묵묵히 자신의 마음을 전하다 보면, 시간이 걸리더라도 서로의 진심은 결국 통하게 됩니다.

분리된 마음 챙김

자기 자신을 바라보고 의식하는 연습을 자주 해야 합니다. 치매 환자를 돌보다 보면, 아무리 평온한 사람이라도 갖가지 불편한 감정을 마주하게 됩니다. 치매 환자뿐 아니라 다른 가족들과 이야기할 때도 마찬가지입니다. 아무도 나의 마음을 헤아려 주지 않는다고 느껴 속상하고 억울하고 슬픕니다. 답답하고 화가 나기도 합니다.

그러나 다들 일부러 그러는 게 아닐 겁니다. 애초에 타인의 마음을 속속들이 아는 건 불가능합니다. 내 마음도 헤아리기 힘든데 어떻게 남이 헤아려 줄 수 있을까요. 내 마음은 내가 잘 바라보아야 합니다.

이 단계에서 중요한 건 현재 느끼는 감정에 대해 어떤 긍정이나 부정을 하지 않고(판단하지 않고) 그저 스쳐 지나가듯 바라보는 것입니다. 당신의 마음을 '무정차 역을 지나는 기차'로 여겨 보세요. 달리는 기차에 올라타거나 멈춰 세우려 애쓰는 것이 소용없다는 것을 깨닫고 그냥 지나가도록 두는 것입니다.

'하늘에 떠다니는 구름'을 떠올려도 좋습니다. 내 생각과 감정이 구름 위에 떠 있다고 여겨 보세요. 아무리 째려본들 구름을 멈춰 세울 수 있나요? 아무리 입으로 후후 불어본들 구름을 밀어낼 수 있나요? 그냥 흘러가도록 한발 떨어져 바라보세요. 이것이 바로 '분리된 마음 챙김 Detached Mindfulness'의 한 방법입니다.

단, 적극적으로 나의 마음을 의식하는 것은 좋지만, 너무 깊이 빠져 '어디서부터 잘못됐을까?' 하고 곱씹는 건 오히려 해가 됩니다. 깊이 호흡하면서 힘을 뺀 채 내가 그 감정을 어떻게 바라보고 있는지 살피는 것, 그것이 분리된 마음 챙김의 핵심입니다.

숨겨진 상황 파악하기

마음을 가라앉히고 나면 감정에 휘둘리지 않고 객관적으로 상황을 파악할 기회가 생깁니다. 다른 사람의 말과 행동에 지치거나 상처받지 마세요. 대신 그 속에 담긴 진짜 이유와 그 사람의 상황을 살펴보세요. 무언가 불편한 점이 있어서 그런 건 아닌지, 혹은 다른 바람이 있어서 그런 건 아닌지 조용히 들여다보는 시간을 가지는 것입니다. 겉으로는 공격적으로 보이더라도, 표현할 방법이 없어 그런

것일 수도 있습니다. 쉽지는 않겠지만, 상대의 속마음을 조금씩 꺼내 보려는 노력이 필요합니다.

예를 들어, 부모님이 갑자기 복지관에 가지 않으려고 하면 어떻게 해야 할까요? 이유라도 말해 주면 좋으련만 무작정 가기 싫다고 완강하게 버틴다면, 답답한 마음을 뒤로하고 '왜 싫으신 걸까?'를 찾아보는 과정이 필요합니다. 단순히 고집을 부리는 것이 아니라, 그 안에 불안이나 두려움이 숨어 있을 수도 있기 때문입니다.

실제로 어떤 어르신은 '복지관에 가면 집으로 돌아오지 못한다.'라는 생각 때문에 불안해하셨습니다. 그럴 때는 감정을 먼저 인정해 주고, 긍정적으로 설명해 드리거나 함께 다녀오며 차근차근 적응하도록 돕는 것이 좋습니다. 한번에 해결하려 하기보다 조금씩 시도하며 불안을 줄여 나가는 것이 중요합니다.

씻기를 거부하는 사례도 많습니다. 이럴 때는 화장실이 미끄럽지는 않은지, 물이 너무 차갑거나 뜨겁지는 않은지, 혹은 이전에 혼자 씻다가 다칠 뻔한 기억이 남아있지는 않은지 살펴보세요. 씻을 때 이러한 사소한 불편함이나 불안이 쌓이면, 씻는 행위 자체를 두려워하게 될 수 있습니다. 환경을 편안하게 개선하고, 상황을 부드럽게 만들면 자연스레 행동도 달라집니다.

가족 간의 갈등에서도 마찬가지입니다. 얼마나 힘든지 몰라서 오해가 생기기도 하고, 서로의 마음을 잘 안다고 믿어서 오히려 상처를 주기도 합니다.

예를 들어, 나는 힘들어서 못 버티겠는데 동생은 아무렇지 않아 보이면 괜한 죄책감에 짜증이 납니다. 그러나 이런 마음은 서로의 감정을 엇갈리게 할뿐입니다. 이럴 때일수록 서로의 처지를 이해하고 감사의 말 한마디를 건네 보세요. 진심을 솔직하게 나누고 함께 버텨 내는 것. 그것이 결국 가족 모두에게 큰 힘이 됩니다.

3.

스스로 계획하고
실수하는 것의 소중함

신경 가소성^{neuroplasticity}에 대해 들어 보셨나요? 신경 가소성은 '뇌 가소성'이라고도 불리며, 학습과 경험 등을 통해 새로운 자극을 받아들인 뇌가 새로운 시냅스를 만들거나 기존의 시냅스를 더 촘촘하게 연결하는 것을 말합니다. 즉, 뇌의 구조와 기능이 재구성되는 능력을 뜻합니다.

이 신경 가소성은 유아기에 가장 정교하게 발달하지만, 성인기에도 자극과 손상에 반응하여 여전히 유지됩니다. 새로운 환경에 적응하는 능력이 평생에 걸쳐 가능한 것도 모두 신경 가소성 덕분입니다. 또한, 넘어져서 피부가 까졌을 때 새살이 돋는 것처럼, 뇌 또한 손상되어도 신경 가소성 덕분에 새로 신경 회로를 생성해 회복할 수 있습니다.

성인의 뇌에서 신경 가소성이 활발하게 일어나는 부위 중 하나는 해마입니다. 그리고 해마에서 만들어진 새로운 신경은 공간 학

"

습, 기억, 기분 조절 등 여러 가지 감정적·인지적 기능에 관여합니다. 그래서 노화, 신경 염증, 호르몬 불균형 때문에 해마의 신경 가소성이 줄어들게 되면 인지 기능이 저하되는 것이죠. 하지만 인지 기능이 저하된 상태에서도 신경 가소성을 유지할 방법이 있습니다. 어떻게 해야 할까요?

스스로 계획하기

아이들은 때가 되면 자기만의 선택과 결정을 하기 시작합니다. "오늘은 이 옷을 입고 저 신발을 신을 거야.", "내일은 친구랑 놀이터에 갔다가 친구 집에 놀러 갈 거야." 하고 말이죠. 이렇게 무언가를 계획해서 실행하는 작업은 뇌를 엄청나게 반짝이게 합니다.

무언가를 계획한다는 것에는 여러 가지 선택지 중에 내가 고른 선택이 어떤 결과를 낼지 예측하는 과정이 필수적으로 따라옵니다. 이러한 과정에서 뇌의 신경 회로가 풍성해지고, 뇌가 더욱더 발달하고, 신경 가소성이 증가하는 것입니다. 그러나 나이가 들어 삶이 단조로워지면 계획해서 결정할 일도 줄어듭니다. 그럼으로써 뇌는 상대적으로 적은 에너지를 쓰게 되는 것이지요.

뇌에서 선택과 결정에 핵심적인 역할을 하는 부분은 '해마'입니다. 계속해서 언급되고 있는 해마는 다음 그림에서처럼 측두엽 양쪽에 자리하고 있는 새끼손가락만 한 부위입니다. 이 해마는 내가 어디에, 어떤 상황에 놓여 있는지 등 나의 상황을 파악할 수 있는 지도를 그리게 하고, 과거의 경험을 조합해 시뮬레이션할 수 있게 합니다. 그래서 무언가를 계획할 때면 해마가 열심히 일하게 되지요. 오늘은 무엇을 입을지, 무엇을 먹을지, 어디에 갈지, 무엇을 할지 등 일상의 작은 계획을 스스로 세워 보는 것부터 시작하면 좋겠습니다.

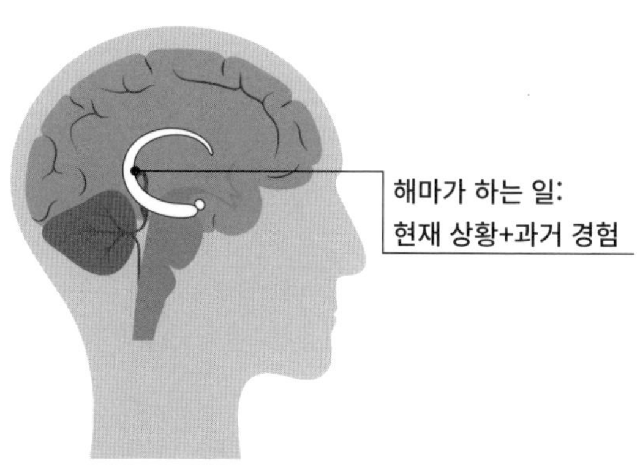

실수에 대응하기

뇌 기능이 떨어지면 일상적으로 하던 일에 실수가 생깁니다. 옷을 입고 벗는 것, 빨래와 청소를 하는 것, 물을 끓이거나 커피를 타는 것에도 작은 오류들이 생깁니다.

그렇다면 우리는 이러한 오류를 어떻게 처리할까요? 오류를 처리하는 과정은 두 단계로 구성됩니다. 바로 오류를 알아차리는 '인식 단계', 인식한 오류를 회복하는 '수정 단계'입니다. 그런데 치매 환자는 인식 단계에 관여하는 뇌 부분의 손상이 특히 심합니다. 그래서 실수하고도 끝까지 모르고 넘어가는 경우가 많습니다.

돌봄 가족이 가장 신경 써야 하는 부분은 '안전'에 대한 것입니다. 메타인지가 부족한 상태에서는 다친 사실조차 제대로 인식하지 못하거나, 회복 과정에서 스스로 조심하는 게 어렵기 때문입니다. 안전 손잡이나 미끄럼 방지 매트를 깔아 공간에서의 위험 요소를 줄여 안전만큼은 꼭 신경 써 주기를 바랍니다.

안전 문제 외에는 치매 당사자가 자신의 실수를 스스로 알아차리도록 기다려 주어야 합니다. 물론 실수하는 모습을 옆에서 보고 있으면 답답하기도 하고, 불편함을 느낄까 봐 또는 위험할까 봐 걱정됩니다. 그래서 많은 돌봄 가족과 돌봄 제공자가 모든 걸 다 챙겨 주고 끝까지 마무리해 주려고도 합니다. 하지만 장기적으로 보면 이런 도움은 해가 됩니다. 서두르지 말고 여유롭게 돌아보는 시간을 가져야 합니다. '잘못된 것이 없나, 놓고 온 것이 없나.' 하고 검토하는 습관을 지닐 수 있도록 지지하고 응원하는 것이 좋습니다.

실수를 알아차리고 수정하는 과정은 우리 뇌에 엄청난 자극을 줍니다. 끝까지 모를 때에는 가볍게 힌트를 주면서, 스스로 실수를 알아차릴 수 있도록 돕는 것이 인지 기능 향상에도 좋겠지요.

한편, 실수가 완전히 실행되기 전에 재빨리 수정하는 것을 '마이크로슬립microslip'이라고 합니다. 사실 스스로 알아차리기만 가능하다면, 치매 환자에게도 이런 수정 메커니즘은 비교적 잘 유지된다고 합니다. 커피에 설탕 대신 소금을 넣을 뻔하다가 멈추는 것, 휴대전화를 음식점에 두고 나올 뻔하다가 챙겨 오는 것처럼 말이죠.

마이크로슬립이 안 되는 경우도 많습니다. 소금을 이미 넣어버려 짠맛을 본 뒤에 '아차' 한다거나, 휴대전화를 음식점에 두고 와버려서 친구의 휴대전화를 빌려 연락하고 다시 차를 타고 돌아가서 휴대전화를 가져오게 되는 경우입니다. 그래도 직접 실수를 바로잡는 연습을 계속하는 것이 좋습니다. 실수에 대응하는 과정을 경험하는 것 자체가 중요하기 때문입니다. 그래야 일상생활 수행 능력이 유지됩니다. 그리고 다음에 점점 더 뇌 기능이 떨어지는 순간이 오더라도 단계적인 적응이 가능합니다.

4.

가족과 함께 회복하는
능동적인 삶

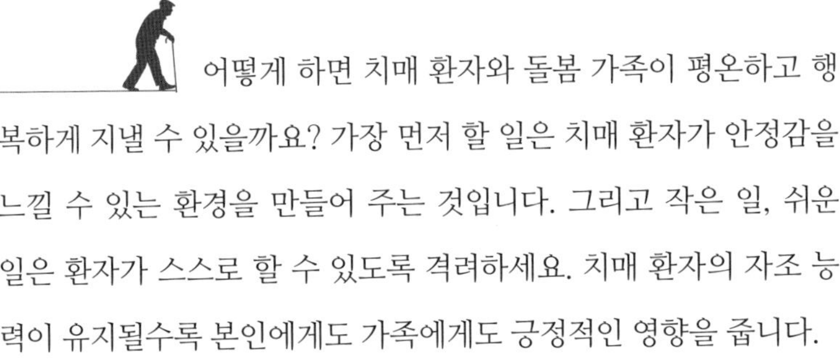 어떻게 하면 치매 환자와 돌봄 가족이 평온하고 행복하게 지낼 수 있을까요? 가장 먼저 할 일은 치매 환자가 안정감을 느낄 수 있는 환경을 만들어 주는 것입니다. 그리고 작은 일, 쉬운 일은 환자가 스스로 할 수 있도록 격려하세요. 치매 환자의 자조 능력이 유지될수록 본인에게도 가족에게도 긍정적인 영향을 줍니다.

능동적으로 살아야 정체성과 존엄성이 유지된다

우리 모두에게 일상의 경험은 매우 소중합니다. 하루하루 느끼는 소소한 마음과 몸의 움직임이 나의 기억이 되고, 그러한 기억들이 모여 내가 되는 것입니다. 그러나 인지 기능이 떨어지면 일상생활을 영위하는 능력에도 어려움이 생깁니다. 그래도 되도록이면 자신의 일상을 보내려고 노력해야 합니다. 이런 어려움은 될 수 있는

한, 최대한 늦춰야 합니다. 그래야 삶의 정체성이 유지됩니다.

치매가 진행될수록 일상생활이 더 많이 제한됩니다. 보통은 스스로 목욕하는 게 어렵다가 옷 입기와 화장실 사용이 어색해지고 점차 걷기와 먹기까지도 도움이 필요해집니다. 그래도 할 수 있는 것은 직접 하는 습관을 들여야 합니다. 일상생활 수행 능력은 평생에 걸쳐 점점 떨어지지만, 직접 해야 존엄성이 유지됩니다.

충분한 기다림이 출발점이다

가족들은 치매 환자 곁에서 자율성과 위험성을 세심하게 따져 최대한 능동적으로 살아갈 수 있도록 도와야 합니다. 치매 환자는 편하게 하던 일이 조금씩 불편해지기 시작하면 자꾸만 미루거나 하지 않으려 합니다. 제대로 못 하거나 실수할까 봐 피하기도 합니다. 그러나 앞서 강조했듯이, 스스로 계획하고 실수하는 것을 두려워하면 안 됩니다. 칭찬과 응원으로 충분히 기다려 주고 지지해 주는 것부터 출발해야 합니다.

스스로 하기 어려워한다면 밝은 조명이나 부드러운 음악으로 편안한 분위기를 조성한 다음 한 박자 더 기다려 볼 수도 있습니다. 그러고 나서 어떤 도움이 필요한지 물어보는 것이 좋습니다. 도움을 요청하면 거절하거나 타박하지 않고 애정을 담아서 기쁘게 도와주면 됩니다. 자연스럽게 옆에서 함께하며 시범을 보여 주는 것도 도움이 됩니다. 이 과정을 반복하다 보면 치매 환자는 용기를 얻고 좀 더 적극적으로 일상적인 활동을 시도하게 됩니다. 어떤 도움을 어떻게 받았을 때 잘하게 되는지도 직접 생각해 보게 합니다.

힌트를 던져서 물꼬를 틔워 줄 필요도 있다

일상생활에서 독립성이 떨어지면 떨어질수록 삶의 질도 저하됩니다. 그래서 독립성은 최대한 보전해 주되, 좌절감이나 패배감이 들지 않는 정도의 적절한 도움이 필요합니다. 치매 환자가 존중받으며 존엄하게 생활할 수 있도록 돕는 것입니다.

어려운 활동이라면 단계를 나누거나 쉽게 바꿔서 일부분이라도 참여할 기회를 주어야 합니다. 예를 들어, 옷 입기를 시도한다면 단추나 끈이 많이 달린 옷보다 지퍼나 찍찍이가 달린 옷으로 바꿔 편하게 입고 벗을 수 있게 준비하면 좋습니다. 옷장에 옷이 너무 많아 선택하기 힘들어한다면 두세 벌의 옷을 골라 두고 그 안에서 선택하게 할 수도 있습니다. 식사를 준비할 때도 채소를 써는 등의 칼질은 대신해 주되, 씻어서 다듬는 것은 직접 하도록 합니다. 또 식사할 때는 불필요하게 놓여 있는 접시나 식기가 없도록 하고, 음식이 잘 보이는 접시를 사용하면 좋습니다.

해야 할 일을 잊는다면 메모를 남기거나 힌트로 알려 주어야 합니다. 예를 들어, 나가야 하는데 양말을 신지 않았다면 양말에 관한 이야기를 꺼내 관심을 유도하는 것입니다. 이동하거나 잠자기 전에 화장실에 갈 필요가 있는지 물어봐 주는 것도 좋습니다.

처음의 머뭇거림에 물꼬가 트이면 능동적인 생활을 유지함으로써 뿌듯해하고 만족해하는 경우가 많습니다. 자기 삶의 연속성을 유지하면서 계속 나로 나아갈 수 있기 때문입니다. 치매 환자의 간단한 집안일과 가벼운 사회생활은 돌봄 가족의 부담도 덜어 줍니다.

5.

치매를 받아들이며 배우는 것들

우리를 괴롭히는 불건강 상태 중에서 하나만 피할 수 있다면, 치매를 선택하는 사람이 많을 것입니다. 나를 잃는다는 생각과 주변 사람들을 고생시킨다는 생각에 모두 치매만은 피하고 싶어 하는 것이죠. 조기 진단을 통해 치매를 늦추는 이유입니다. 그런데 조기 진단에는 한 가지 덫이 있습니다. 바로 치매 진단 후 자살 위험에 관한 문제입니다.

우리나라는 노인 자살률이 굉장히 높은 편입니다. 그리고 치매 진단도 노인 자살의 원인 중 하나로 지목되고 있습니다. 사실 중증 치매에서 자살이 문제가 되는 경우는 적습니다. 계획하고 실행하는 능력이 떨어지기 때문입니다. 치매 진단 후 자살은 대부분 치매 진단 1년 이내에 희망이 없다고 비관하면서 이루어집니다.

그러나 한 가지 말씀드릴 사실이 있습니다. 치매는 분명 고통스럽고 힘든 싸움입니다. 하지만 치매의 끝이 불행이라고 생각하는 것은 완전히 잘못된 인식입니다.

돌봄 가족으로서도 사랑하는 사람의 치매를 지켜보며 돌보는 건 외롭고 힘든 일입니다. 치매 당사자를 대신하여 오롯이 결정을 내려야 할 때도 있고, 다른 가족이나 주변 사람들과의 마음이 다를 때도 있고, 무엇보다 아무리 노력해도 점진적으로 더 나빠지는 상황에 좌절감을 느끼기도 합니다. 그래도 모두 치매를 극단적으로 나쁘게만 받아들이지 않았으면 합니다.

다행히도 최근 들어 치매에 대한 주된 인식이 바뀌고 있습니다. 상실과 결핍이라는 인식에서 성장과 희망이라는 인식으로 말이지요. 치매 환자가 활발하게 책과 강연으로 본인의 목소리를 높이는 등의 좋은 선례들도 많이 생기고 있습니다. 긍정적으로 수용하면서 회복 탄력성을 극대화하는 방법도 점점 밝혀지고 있습니다. 그렇다면 치매에서 우리가 찾을 수 있는 삶의 의미는 무엇일까요?

나에게 집중할 기회를 얻는다

우리가 치매에 대처하는 방식은 철저하게 인간 중심이어야 합니다. 이를 위해서는 나만의 긍정적인 웰빙, 나에게 맞춘 최적화된 기능 향상에 집중해야 합니다.

쉴 틈 없이 굴러가던 쳇바퀴에서 떨어졌다고 해서 내 삶이 무너지는 것은 아닙니다. 떨어졌을 때야 비로소 나를 돌아보고 삶을 재정의할 수 있는 여유가 생기기도 합니다.

다가올 미래에 대한 비관과 걱정은 아무런 도움이 되지 않습니다. 과도한 스트레스는 모든 병을 악화시킵니다. 그리고 우리에겐 스트레스 반응을 적절하게 활용하고 통제할 수 있는 메타인지 능력이 있습니다. 나 자신이 처한 상황을 제대로, 그리고 반드시 애정을 담아 인지하세요. 삶의 습관과 생활 방식을 최적화해서 적응력을 키우세요. 인생의 전환점으로 여기고 삶을 재정비하세요. 내 삶이 다시 짜일 때, 나의 뇌도 끊임없이 자극됩니다.

작은 나아감에 감사하고 과거를 되돌아보며 현재의 나를 더 아끼고 돌볼 수 있어야 합니다. 치매 속에서도 긍정적인 자아를 잃지 않는다면, 우리 인생의 어쩔 수 없는 흐름을 순조롭고 발전적인 방향으로 끌어낼 수 있습니다.

> **💡TIP ▶ 스트레스에 도움이 되는 메타인지 전략**
>
> - 스트레스 원인과 스트레스가 나에게 미치는 영향에 대해 생각하기
> - 내가 처한 상황을 정확히 인지하고 대응 방안 찾아보기
> - 긍정적인 습관과 부정적인 습관을 구분하기
> - 부정적인 생각을 멈추고 나 자신을 관찰하는 연습하기
> - 호흡과 명상으로 깊이 이완하기

치매는 이별의 유예 기간이기도 하다

사람은 누구나 죽고 누구나 언젠가는 사랑하는 이와 이별합니다. 그러나 마음의 준비가 되지 않은 채 맞닥뜨리는 사랑하는 이의 갑작스러운 죽음만큼 충격적인 게 없습니다. 이러한 관점에서 보면 치매는 이별의 유예 기간이자 죽음을 준비하는 기간이기도 합니다. 담담하게 치매를 받아들이고 그 안에서 긍정적인 의미를 찾아내어 상황을 개선하는 수밖에요.

치매는 마치 도미노가 쓰러지듯이 최근의 기억부터 앗아갑니다. 그러나 차례대로 잃어 간다는 것은 차례대로 얻어 가는 것이기도 합니다. 내 기억의 아득한 곳에 있는 소중한 사람의 어린 시절, 미처 함께하지 못했던 과거의 순간들로 추억 여행을 떠나 보면 어떨까요? 우리의 뇌는 정확성을 포기하더라도 효율성을 증가시키는 방향으로 설정된 듯합니다.

특히, 부모라는 존재는 참 특별합니다. 나 자신을 잃어 가면서까지도 자녀에 대한 기억과 사랑은 마지막 순간까지 남아있습니다. 오히려 그동안 표현하지 못했던 애정을 표현하기도 하고, 짧은 순간을 쥐어 짜내어 부모의 역할을 되찾기도 합니다.

치매는 남은 가족의 성장을 돕는다

조금 더 나아가 봅시다. 아이를 낳고 키워 봐야 비로소 어른이

된다는 이야기를 많이들 하지요. 그것이 생生의 관점에서의 성장이라면, 내 부모의 늙고 병듦을 모시는 경험은 사死의 관점에서의 성장이겠구나 싶습니다. 부모는 언제나 자녀의 스승입니다. 치매는 어쩌면 부모가 겪는 마지막 '육아'일지도 모릅니다. 늘 당연하게 의지할 수 있었던 부모님이 치매에 걸렸다는 사실을 마주하면, 그의 어린 (생물학적 나이와 상관없이) 자녀들은 혼란과 깊은 슬픔에 빠지곤 합니다. 그러나 치매에 걸린 부모님은 자신의 병을 낮게 하기보다 소중한 자녀들을 다독여 이 상황을 지혜롭게 헤쳐나갈 수 있도록, 한층 성장하고 성숙할 수 있도록 이끌어 줍니다.

6.

이 순간의 감정을 충분히 누리기

감정은 인간다움의 결정체입니다. 삶의 목적, 한평생의 경험, 소속 집단에 공유된 가치 이 모든 것이 감정의 기반이 됩니다. 감정과 기억이 함께 나의 자아를 유지합니다.

치매가 진행되어도 감정이 들어간 기억은 꽤 오래 남습니다. 그래서 그동안 표현하지 못했던 사랑을 전하기도 하고, 순간의 감정과 욕망에 솔직해지기도 합니다. 존재의 기본 바탕에 감정이 있기 때문입니다.

우리는 살면서 자신의 감정을 억누를 때가 많습니다. 그리고 이 억눌린 감정이 깊어지고 끝까지 해소되지 않으면 병적인 수준으로 발전하기도 합니다. 감정이 전부는 아니지만, 감정이 매우 중요한 부분을 차지하기 때문이죠. 그런데 감정은 결국 본인, 내 것입니다. 나에게 책임이 있습니다. 그러므로 있는 그대로의 감정을 솔직하게 바라보고, 끊임없이 조절할 필요가 있습니다.

또한, 감정은 우리의 몸과 마음이 보내는 하나의 신호 체계이기도 합니다. 부정적인 감정을 있는 그대로 인지하고 이해하면 오히려 삶에서 만나는 다양한 상황에 대처할 최고의 방법을 빨리 찾을 수 있습니다. 감정의 패턴을 인식하고, 내가 어떤 감정의 어떤 단계에 있는지 의식해야 합니다.

가장 마지막 순간까지 온전히, 어쩌면 더 강렬하게 유지되는 것이 바로 이 감정이 아닐까 싶습니다. 그래서 치매 환자를 대할 때는 더욱 세심하고 부드럽게, 그들의 감정이 다치지 않도록 신경 써야 합니다. 어떤 점이 기억나고 어떤 점이 기억나지 않는지 따져 묻기보다는, 현재의 감정을 충분히 즐길 수 있도록 지지해 주어야 합니다. 앞으로는 지금까지 겪어 온 삶보다 더 생생한 삶을 누리게 될 거라는 응원을 담아서 말이지요.

치매에 걸리고서야 환자는 나다움을 갈망하며 본인을 우선시하고, 가족들은 그다움을 추억하며 한층 성장합니다. 그렇게 힘들고 단단해지기를 반복하면서 서서히 아름다운 이별을 준비합니다.

7.

환자가 원하는 배려와 존중

인간은 누구나 자기 자신으로서 존재하기를 바랍니다. 치매 환자도 마찬가지입니다. 한 사람으로서의 존엄과 사회적 가치를 존중받길 원하고, 기존의 연결을 유지하며 활동적이고 즐거운 삶을 누기를 바랍니다. 치매를 받아들여야 하는 순간에도 다시 나로서 의미 있는 삶을 살기를 희망합니다.

치매 환자는 혼자 무언가를 하는 것을 귀찮아하고 두려워하면서도, 동시에 바라고 원합니다. 그러므로 독립된 어른 인격체로 존중해 주고, 끊임없이 성취감을 느끼도록 해 주는 것이 중요합니다. 치매는 자아의 해체가 아니라 오히려 마지막 순간까지 존엄성을 유지하면서 그동안의 번뇌와 집착으로부터 자유롭게 되어 가는 과정일지도 모른다는 생각도 해 봅니다.

한때는 치매를 부정적이고 개선의 여지가 없는 것으로 낙인찍었습니다. 치매 환자를 도움이 필요한 존재로만 인식했습니다. 그들의 이야기는 가족이나 다른 돌봄 제공자를 통해서 간접적으로 전달되었습니다. 하지만 연구의 방향도, 사람들의 인식도 점차 바뀌고 있습니다. 치매는 이제 손쓸 수 없는 질병, 답이 없는 질병이 아닙니다. 함께 살아가고 계속 관리하면서 삶의 질을 따져 볼 수 있는 웰빙 차원의 문제입니다. 환자 중심의 시각이 강조되고, 치매 당사자도 자신의 의견을 직접 표현할 수 있다는 인식도 대두되고 있습니다. 치매를 조기에 발견하게 되면서 초기 치매 환자가 자신의 목소리를 높이게 된 것이 큰 역할을 하였습니다.

치매 환자가 정말로 원하는 배려와 존중은 사실 개인마다 다릅니다. 그가 살아온 삶과 성향에 따라 다르기도 하고, 치매의 진행 단계에 따라 다르기도 합니다. 그러므로 치매 당사자가 생각하는 '잘 사는 것'의 기준을 알아야 합니다. 그래야 그가 진정으로 원하는 배려와 존중을 해 줄 수 있습니다.

당신에게, 당신의 가족에게 있어 '잘 사는 것'의 기준은 무엇인가요? 운동과 같은 취미 활동을 갖는 삶, 사회적으로 위축되지 않고 타인과 좋은 관계를 유지하는 삶, 편히 쉴 수 있는 안락한 생활 환경이 보장되고 긍정적인 미래를 꿈꿀 수 있는 삶. 어떤가요?

때때로 생각해 보세요. 반드시 이루어야 하는 부담 가득한 목표가 아니라, 회복을 위한 나침반으로 활용하세요. 때때로 표현해보세요. 주변 사람들에게 효율적으로 도움을 받고, 국가와 사회의 지원을 요청하기 위한 발판이 되어 줄 수도 있으니까요.

돌봄 가족을 위한 생각 꾸러미

1) 가족을 돌보는 시간이 많아질수록, 나 자신을 아끼고 다독이는 데 쓰는 시간도 많아져야 합니다. 당신은 오늘 하루, 온전히 당신을 위한 시간을 가졌나요?

2) 당신이 치매에 걸렸고, 당신의 자녀가 당신을 돌보는 상황이라고 가정해 보세요. 자녀들이 당신을 어떻게 배려하고 존중하기를 바라나요? 당신이 원하는 배려와 존중을 나 자신에게 제공하고, 치매인 가족에게도 잘하고 있나요?

지태민 씨는 부쩍 두뇌 회전이 예전 같지 않게 느껴져 괴롭습니다. '내가 어제 뭐 했지?' 하며 어제의 일을 떠올리는 데도 시간이 걸리니 참 당황스럽습니다. 그래도 결국 기억이 나는 걸 보면 단순한 건망증일 테지만, 가끔은 걱정되기도 합니다. 요즘 일이 바쁘다는 이유로 건강 관리를 소홀히 한 건 아닌지 반성해 봅니다.

인생의 목표를 향해 열심히 달리다 보면 나도 모르게 건강을 희생하게 될 때가 있습니다. 몸에서든, 마음에서든, 기억에서든 불편하다는 작은 신호를 만날 때, 그것을 반전의 기회로 삼는 것이 중요합니다. 젊었을 때부터 어떤 변화가 나에게 도움이 될지 스스로 선택하고, 그에 따른 결과를 다시 살펴 삶을 조정해 나가는 습관을 들인다면 메타인지가 어려운 시기가 와도 풍부한 경험의 힘으로 이겨 낼 수 있을 거예요.

3장

치매의 출발점,
경도인지장애 살펴보기

: 내 기억이 예전 같지 않은 이유

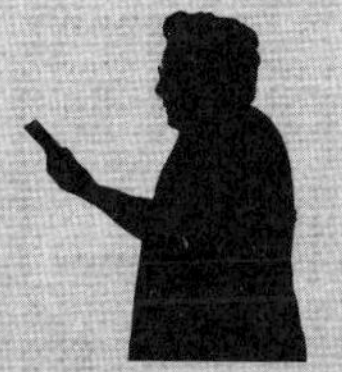

1.

경도인지장애의 진단과 중요성

세계적으로 통용되는 경도인지장애의 진단 기준은 아래와 같습니다. 쉽게 설명하면 예전보다 객관적인 인지 기능은 떨어지지만, 일상생활 기능은 유지되는 것입니다. 인지 기능 쇠퇴의 출발점을 바로 이 경도인지장애로 볼 수 있습니다.

A. 다음에 근거하여 이전 수행 수준에 비해 하나 이상의 인지 영역

(복잡한 주의력, 실행 기능, 학습과 기억, 언어, 지각-운동 또는 사회 인지)에

서 경도 인지 저하의 증거가 있다.

1. 본인, 정보 제공자 또는 임상 의사가 인지 기능의 경도 저하를 걱정한다.

2. 표준화된 신경심리검사 또는 다른 정량화된 임상 평가에서 확인되는 인지 기능의 경도 저하가 있다.

B. 인지 결손이 독립적인 일상생활 활동을 저해하지 않는다.(즉, 돈을

내거나 약을 관리하는 복잡한 도구적 일상 수행 기능은 보존되나 이를 위해

서는 많은 노력이나 보상 전략, 또는 적응이 필요할 수도 있음.)

C. 인지 결손이 섬망의 경과 중에만 나타나는 것은 아니다.

D. 인지 결손이 다른 정신장애(예: 주요우울장애, 조현병)로 더 잘 설명

되지 않는다.

*출처: 《DSM-5-TR 정신질환의 진단 및 통계 편람》

인지 기능을 측정하는 검사 척도는 여러 가지가 있는데, 경도인지장애의 선별 검사로는 '몬트리올 인지평가Montreal Cognitive Assessment, MoCA'가 가장 유용하다고 알려져 있습니다. 몬트리올 인지평가는 시공간 기능, 기억력, 주의력, 언어 기능, 추상력, 지남력 등을 평가하는 도구로, 문항마다 점수를 매겨 30점을 만점으로 측정합니다.

몬트리올 인지평가의 초기 검증 연구에서는 간이 정신상태 검사Mini-Mental State Examination, MMSE와 같은 기준 점수를 권장해 26점 이하면 경도인지장애로 보았습니다. 하지만 후속 연구에서는 기준 점수가 너무 엄격해 경도인지장애가 아닌데도 경도인지장애로 판단할 수 있다고 하여, 기준 점수를 24점으로 추천합니다.

참고로 우리나라는 한국판 몬트리올 인지평가K-MoCA를 사용합니다. 문화 차이, 교육 수준의 차이 등을 고려하여 상황에 맞게 사용하기 위함입니다.

노인에게 흔히 나타나는 질병 중 하나가 바로 이 경도인지장애입니다. 기억력 저하는 있더라도 일반적인 인지 기능은 정상이라서 아직 일상생활에 지장이 없는 단계입니다. 그러나 흔한 치매인 알츠하이머병으로 진행되는 경우가 많아 주의가 필요합니다.

이제껏 치매 조기 진단의 중요성과 함께 인지 기능을 설명해 드렸는데요. 일단 비가역적으로 뇌의 신경 변성이 일어나면 치료가 매우 어렵습니다. 그래서 현실적으로는 경도인지장애 단계에서 더 이상의 진행을 막는 것이 가장 효율적입니다.

2.

정상적인 노화와는 무엇이 다를까?

안타깝지만 인간의 삶에 노화는 필연적입니다. 그렇다면 뇌도 노화할까요? 정도는 개인마다 편차가 있지만, 뇌도 노화합니다. 나이가 듦에 따라 뇌의 구조와 기능이 변화하면서 기억, 수면, 식욕, 기분, 활동, 신경 내분비 기능도 변화합니다. 노인의 뇌는 약간 위축되거나 가벼워지기도 하고, 시냅스 밀도가 낮아지거나 신경전달물질을 합성하는 효소가 줄어들기도 합니다.

다행히도 이러한 인지 기능의 변화가 노인의 삶의 질에 큰 영향을 주는 건 아닙니다. 장기 서술기억이나 작동기억은 쇠퇴하지만, 단어에 대한 지식이나 이해는 꽤 오래 유지되니까요. 나이가 들면서 자연스럽게 지혜와 경험이 쌓이기도 합니다. 그런데 어떤 노인에게는 병적인 수준의 인지 저하가 진행되기도 합니다. 이들의 인지 기능 저하는 노화로 인한 정상적인 인지 기능 저하와 어떤 차이가 있을까요? 바로 의미기억, 수면 패턴, 인지가 필요한 운동 능력에 차이가 있습니다. 그 내용을 이번 장에서 다루도록 하겠습니다.

의미기억의 회복력이 정상 노화를 벗어난다

기억은 종류에 따라 서술기억^{declarative memory}과 절차기억^{procedural memory}으로 나뉩니다. 서술기억은 기억력, 지식과 관련된 기억을 말합니다. 무엇을 아는지 언어로 표현할 수 있고 의식적으로 떠올릴 수 있는 기억입니다. 그리고 이 서술기억은 다시 의미기억^{semantic memory}과 일화기억^{episodic memory}으로 나뉩니다.

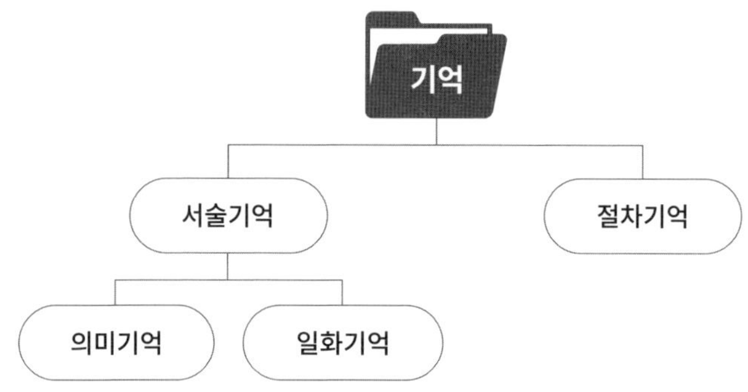

의미기억은 일반적인 지식과 개념적인 사실을 받아들이며 생성된 기억으로, 회복 탄력성을 지니기 때문에 정상 노화에서는 비교적 잘 유지됩니다. 의미기억을 처리하는 영역은 뇌의 여러 부위에 분포해 있으며, 그중에서도 맥락에 따라 의미를 평가하거나 지식을

저장하는 데에 결정적인 역할을 하는 것은 내측 후각주위피질^{medial}
perirhinal cortex, mPRC 입니다.

한편, 일화기억은 특정한 시공간에서의 개인적 경험을 기반으
로 형성되는 기억으로, 정상 노화 과정에서 자연스럽게 감소합니다.
그러나 경도인지장애 환자의 경우 일화기억의 감소와 더불어 의미
기억의 회복 또한 쉽지 않습니다. 오히려 의미기억 손상이 일화기억
손상보다 먼저 일어나기도 합니다.

수면 패턴이 심하게 깨진다

몇몇 연구에서는 수면 장애를 인지 저하 및 치매 발병 가속화의
잠재적인 위험 요소로 주목합니다. 수면 장애는 종종 인지장애와 동
시에 나타나며, 경도인지장애 환자의 최대 70%가 수면 장애를 갖는
다고 알려져 있습니다.

인지적으로 건강한 노인과 경도인지장애 환자의 수면 패턴은
조금 다릅니다. 일반적으로, 잠을 자고 있는 듯 보이나 뇌파는 깨어
있는 얕은 수면 상태인 렘수면은 성인기에서 노년기로 갈수록 감소
하지만, 60세 이후에는 크게 변하지 않습니다. 그러나 경도인지장애
환자는 수면 효율이 낮고, 총수면 시간이 짧고, 수면 개시 후 각성이
잦고, 수면 대기 시간과 렘수면 대기 시간이 지연되어 있습니다. 정
상 노화보다 수면 구조가 더 빠르게 악화하는 것입니다.

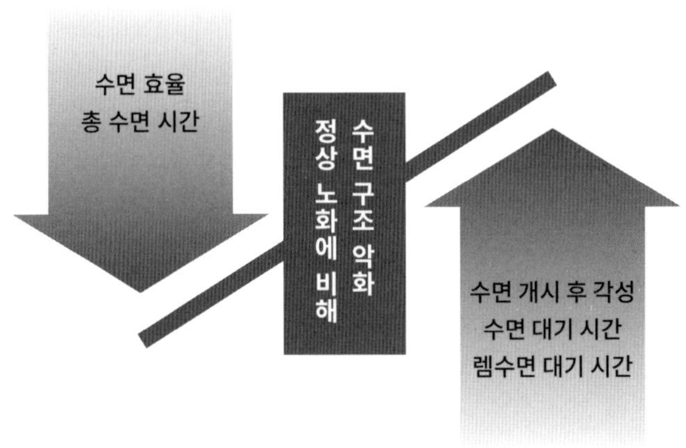

《동의보감》의 〈몽문〉에서는 밤과 낮, 잠과 깸에 대해 "낮에는 양기가 몸의 바깥 부분을 운행하여 귀, 눈, 입, 코가 모두 양기를 받아 지각하여 보고, 듣고, 움직이고, 깨어날 수 있게 된다. 밤에는 양기가 몸 안의 장부에서 안쪽으로 운행하므로 지각을 할 수 없어서 잠을 잔다. 젊은 사람은 기혈이 왕성하여 낮에는 정신이 맑고 밤에는 잠을 자는데, 노인은 기혈이 쇠약하여 영위의 운행이 원활하지 못하므로 밤에는 잠이 적고 낮에는 정신이 맑지 않다"라고 설명합니다.

그런데 이러한 생리적인 균형이 심하게 깨져 병리(기혈허)에 이르거나, 기타 병리적인 상태(담화, 위열, 음허 등)에 이른 사람은 숙면이 어렵습니다. 수면 구조의 병리학적 변화는 노년기 인지 저하에 선행하기 때문에 경도인지장애의 특징이 되기도 하고, 인지 개선의 열쇠가 되기도 합니다.

생각하면서 걷기가 어려워진다

나이가 들면 발걸음이 느려집니다. 집 밖으로 나가서 아파트 옆 동까지 똑바로 걸으며 걸리는 시간을 재 보세요a 10-meter walking test. 시간이 오래 걸릴수록 보행 능력이 떨어지는 것입니다. 팔걸이의자에 걸터앉았다가 거실 한 바퀴를 돌아 다시 의자에 앉기까지 걸리는 시간을 재 보세요the timed up and go test. 시간이 오래 걸릴수록 낙상이나 추락의 위험이 큰 것입니다.

나이가 들면 아무래도 걷는 속도도 느려지고, 낙상의 위험도 커집니다. 인지적으로 건강한 노인과 경도인지장애 환자 모두 마찬가지입니다. 그러나 인지 활동을 하는 동시에 움직이는 것에는 차이가 있습니다. 경도인지장애 환자의 걸음이 훨씬 느립니다. 특히 단순한 작업을 하면서 걸을 때보다, 숫자 계산처럼 복잡한 작업을 하며 걸을 때 차이가 큽니다. 인지 기능을 많이 쓰기 때문일 것입니다. 일상생활 활동에 문제가 없는데도 자꾸만 버벅거리게 되고 뭔지 모를 불편함이 생기는 것도 이 때문입니다.

3.

뇌가 변해 가는 과정

뇌는 모든 정신 활동과 신체 기능을 총괄하는 지휘자입니다. 평균적으로 우리 뇌는 약 천억 개의 뉴런과 그보다 많은 수의 신경교세포neuroglia로 이루어져 있습니다. 그리고 각각의 뉴런들은 천조 개의 시냅스를 통해 서로 신호를 전달합니다.

그렇다면 인지 기능이 떨어졌는데 뇌에 아무런 변화가 없을까요? 당연히 있습니다. 그런데 병적인 인지 저하일 때는 또 다른 특징이 있습니다.

시냅스 밀도 변화

영상 기술이 발달하면서 뉴런의 활성 변화에 따른 인간의 정신 활동을 해석하려는 시도가 가능해졌습니다. 특히 여러 병리학적 지표 중에서 시냅스 밀도는 최근 과학계에서 상당한 주목을 받고 있습니다.

　시냅스는 전기적 또는 화학적 작용을 통해 뉴런과 뉴런 사이의 정보 전달이나 변환이 이루어지는 연결 틈입니다. 그리고 시냅스 병증 이론은, 건강한 노화 인구에서는 시냅스 밀도가 상대적으로 보존되지만, 진행성 신경 퇴행 장애에서는 시냅스 밀도가 손실된다는 것입니다. 결국, 정상적이고 자연스러운 노화 상태에서보다 병리적인 상태에서 시냅스 밀도의 손실이 크고 전반적인 인지 기능이 저하된다고 알려져 있습니다.

뇌의 연결성 변화

　뇌에는 다양한 연결 패턴이 존재하며, 경도인지장애 환자의 인지 결핍은 뇌의 '기능적 연결성^{functional connectivity}' 변화와 관련이 있습니다. 일괄적으로 뇌 기능 연결이 감소하거나 증가하는 것이 아니라, 과제의 종류나 뇌 영역에 따라 다르게 나타나는 것입니다.

　경도인지장애 환자는 전반적으로 전전두엽, 두정엽 및 후두엽 피질에서 '휴지기 기능적 연결성(뇌가 특정한 과제를 수행하지 않는 안정된 상태일 때 측정한 뇌 영역 간의 기능적 연결성)'이 감소하는 경향을 보입니다. 그러나 두 가지 이상의 과제를 수행할 경우에는 전전두엽 기능이 일부 향상되기도 하고 감소하기도 합니다. 예를 들어, 언어 유창성에 초점을 맞추어 의미기억에 의존하는 실험을 위한 '동물 이름

말하며 걷기 과제^{naming animal-walking task}’ 시에는 전전두엽피질, 운동피질, 후두엽피질에서 기능적 연결성의 향상이 관찰됩니다. 그러나 작업기억과 주의력 실험을 위한 ‘계산하며 걷기 과제^{calculating-walking task}’ 시에는 오른쪽 전전두엽피질에서 왼쪽 전전두엽피질까지의 기능적 연결성 감소가 관찰됩니다. 이는 까다롭고 민감한 작업에 직면했을 때, 하위 작업 간섭을 극복하는 능력이 상대적으로 부적절하다고 해석할 수 있습니다. 참고로 전전두엽피질은 주요 인지 기능 영역으로 기억, 판단, 분석, 사고 및 작동에 관여하는 부분이며, 운동피질은 감각 및 운동 기능을 조정하는 부분이고, 후두엽피질은 시각 처리에 관여해 움직임을 계획하고 실행하고 상상하는 부분입니다.

4.

장내 미생물 변화와 뇌 건강

우리의 장에는 1천여 종, 7천여 균주의 박테리아가 살고 있는 것으로 알려져 있습니다. 이렇게 우리의 위장관에 존재하는 미생물 공동체를 '장내 미생물'이라고 합니다.

장내 미생물도 뇌에 영향을 줄 수 있습니다. 뇌가 장으로 신호를 보내고, 장이 뇌로 신호를 보내는 '장-뇌 축 이론'에서 신호 전달에 중요한 역할을 하는 것이 바로 장내 미생물이기 때문입니다. 장내 미생물이 만들어내는 대사산물이나 신경전달물질이 뇌와 장 사이의 신호 전달을 돕는 것입니다.

그러나 안타깝게도 나이가 들면 장 속 유익균이 줄어듭니다. 게다가 인지장애 환자의 장은 항염증성 유익균이 줄고 염증성 유해균이 늘어 있기도 합니다. 그러므로 장내 미생물군의 구성 변화는 잠재적으로 경도인지장애가 나타나기 전 알츠하이머병이나 기타 치매에 대한 초기 생물학적 지표가 될 수 있습니다.

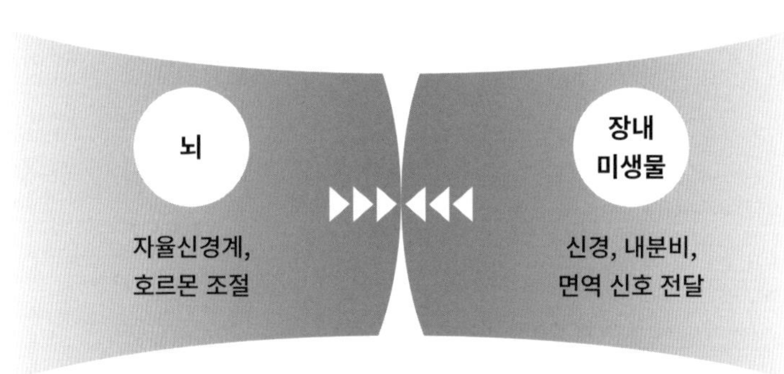

뇌
자율신경계,
호르몬 조절
장내
미생물
신경, 내분비,
면역 신호 전달

5.

의사 결정이 어려워지는 이유

경도인지장애는 치매의 과도기 또는 전구 단계여서 자율성(자기 결정권)이 대부분 보존되어 있습니다. 그러나 시간이 지나면 인지-감정 처리의 기초가 되는 부분인 전전두엽피질과 피질하 뇌 영역에 문제가 생기면서 점점 의사 결정 능력이 떨어집니다. 경도인지장애 환자들이 선뜻 결정을 내리지 못하고 망설이거나, 충동적으로 잘못된 의사 결정을 내려 버리는 이유가 여기에 있습니다. 점차 의사 결정이 어려워지고 잘못된 선택을 할 경향도 커지게 되는 것입니다.

의사 결정에는 무엇이 필요할까?

의사 결정에는 두 가지 유형이 있습니다. 하나는 인지에 기반한 '차가운 의사 결정'입니다. 일상적이고 익숙한 상황에서 주로 쓰이

며, 정보를 바탕으로 선택이 초래할 위험과 결과를 논리적으로 예측
하고, 결과를 신중하게 분석합니다.

다른 하나는 감정에 기반한 '뜨거운 의사 결정'입니다. 불확실
한 상황에서 감정과 직관을 기반으로 선택하는 것입니다. 결국, 의
사 결정에는 차가운 이성과 뜨거운 감성이 모두 필요합니다.

왜 의사 결정이 어려워질까?

의사 결정은 다양한 정보를 수집하여 최적의 선택을 하는 사고
과정입니다. 논리적이고 인지적인 이성도 필요하고, 직관적이고 감
각적인 감성도 필요합니다. 과거의 경험을 통해 얻은 정보, 현재 상
황에 대한 파악, 미래 결과에 대한 예측을 모두 이용해야 합니다. 어
느 한 부분에라도 문제가 생기면 의사 결정이 느리고, 부정확해집
니다.

어떤 의사 결정이 어려워질까?

경도인지장애 초기 대응의 장점 중 하나는 미래에 일어날 일을
예측하고 판단할 여유를 갖게 되는 점입니다. 의사 결정의 어려움을
미리 대비할 수 있죠. 그렇다면 경도인지장애 환자가 겪게 되는 의
사 결정의 어려움에는 어떤 것들이 있을까요?

먼저 '의료적인 의사 결정'이 어려워집니다. 모든 치료에는 부작용과 같은 위험이 따를 수 있기 때문에 의료진은 항상 치료에 대해 사전 동의를 구합니다. 그러나 치료마다의 장단점을 비교하고, 어떤 치료를 받을지 결정하려면 기억력과 추론 능력이 필요합니다. 경도인지장애 환자는 이런 의료적 선택 과정에서 어려움을 느낄 수 있습니다.

다음으로는 '재정적인 의사 결정'이 어려워집니다. 돈 계산 같은 간단한 재정 능력도 떨어지고, 부동산이나 주식 투자 판단과 같은 높은 수준의 재정 능력도 떨어집니다. 경도인지장애 환자는 이러한 재정적인 의사 결정 능력이 서서히 그리고 점진적으로 떨어지는 경향이 있으므로 미리 대비하는 것이 좋습니다.

그리고 경도인지장애 환자들은 조금이라도 복잡하고 예측하기 어려운 상황을 맞닥트리면 혼란을 느끼기 쉽습니다. 조금이라도 주의를 분산시키는 요소가 있으면 금방 집중력이 흐트러집니다. 예를 들어, 운전하다가 교통량이 많아지고 차선이 넓은 도로가 나타나면 주저하다가 충돌 사고를 내기도 합니다. 딱 떨어지는 선택지가 없는 모호한 상황에서는 더 높은 수준의 실행 기능이 필요하고, 많은 정보와 더 많은 피드백을 고려해야 하기 때문입니다.

6.

감각이 둔해지면 기억도 약해질까?

한의학에서는 인지 과정을 '심의지사려지^{心意志思慮}^智'라고 설명합니다. 마음에서 뜻이 생기고, 그 뜻이 생각을 만들고, 생각이 유연하게 사고하게 하고, 더 나아가 곰곰이 헤아리고 판단하는 지혜로 이어진다는 것입니다. 인지의 첫걸음은 심^心, 나의 감각을 통해 세상을 '느끼고 알아차리는 것'입니다. 이 첫 단계가 잘 안되면, 다음 과정인 뜻을 세우고 생각하고 판단하는 과정으로 나아가기 어렵겠지요.

인식은 감각기관이 자극을 잘 받아들일 때 가능합니다. '총명^聰^明하다'라는 말도 귀가 밝고 눈이 밝다라는 데서 온 표현입니다. 그래서 나이가 들어 눈과 귀가 어두워지면 무언가를 인식하기가 어려워지고, 눈과 귀의 기능이 상실하면 치매로 이어지기 쉬운 것입니다.

감각이 둔해지면 뇌에 입력되는 정보도 제한됩니다. 청력이 저하되면 보청기를, 시력이 저하되면 안경을 사용해 교정하는 것이 도움이 되는 이유입니다.

감각의 저하는 경도인지장애의 주요한 특징 중 하나이기도 합니다. 특히 시각적·공간적 정보를 잠시 보관하고 조작하는 기억인 시공간 작업기억은 시각적 심상을 떠올리는 능력과 관련이 있습니다. 이 기억은 단기 기억에 공간 정보를 저장하고 조작하며, 중앙 실행 기능에 더 많이 의존하므로 인지 저하의 주요한 지표가 될 수 있습니다.

미각과 후각 기능도 저하됩니다. 그리고 두 감각 저하의 공통된 기저에는 뇌신경 손상이 있습니다. 미각 정보는 구강, 인두, 후두, 상부 식도를 포괄하는 넓은 점막 표면에서 얻어집니다. 그 후에는 안면신경, 설인두신경, 미주신경 등을 통해 중추신경계로 전달됩니다. 안와전두피질, 대상회, 편도체, 해마, 기타 변연계 등의 뇌 영역들이 미각 정보 처리에 관여하고 있습니다. 한편, 후각 장애는 경도인지장애 환자의 시각 장애보다 일찍 발생하며, 청각 및 시각보다 알츠하이머병 발병을 더 잘 예측합니다. 따라서 후각 검사는 노인 인구의 경도인지장애를 식별하기 위한 효과적인 선별 방법으로 떠오르고 있습니다. 후각 장애는 비 기억상실성 경도인지장애 환자보다 기억상실성 경도인지장애 환자에게서 더 심하게 나타나기도 합니다.

7.

최신 의학 가이드라인은
뭐라고 말할까?

경도인지장애는 기억력 저하, 수면 구조 악화, 뇌와 장내 미생물의 변화, 의사 결정의 어려움, 감각 둔화라는 어려움을 특징으로 한다는 것을 앞에서 살펴보았습니다. 이제 찾아야 할 답은 '그래서 어떻게 하면 좋을까?'입니다.

이 장에서는 최신 의학 가이드라인을 살펴볼 것입니다. 이러한 경도인지장애와 관련된 지침과 합의안은 의사와 환자의 다양한 의사 결정에 일차적인 도움을 줍니다. 다만, 실제 임상의 활용은 다를 수 있습니다. 의사로서는 당연한 것이 환자에게는 고민스러울 수 있습니다. 이러한 경우에는, 적극적으로 주치의에게 문의하고 의견을 나누는 게 좋습니다. 그것이 환자 본인, 의료진, 그리고 다른 환자 모두에게 도움이 됩니다.

가장 널리 참고되는 지침은 2017년에 업데이트된 미국 신경과학회의 가이드라인입니다. 2025년 10월 기준으로 2,500회 이상 인용될 만큼 대표적인 지침입니다. 경도인지장애 관리를 다룬 세션 B에서는 다음 8가지 항목을 권고하고 있습니다.

B1. 임상 의사는 의학적으로 적절하고 가능한 경우 인지 기능을 악화시킬 수 있는 약물을 중단하고, 일반적인 건강 상태, 수면 장애, 우울증 등 교정할 수 있는 위험 인자를 치료해야 한다.

B2. 경도인지장애 환자 및 가족들에게 임상 의사는 인지 기능을 향상할 수 있는 약물이나 식품 등이 없으며, 이러한 목적으로 FDA에서 승인된 약물이 없다는 것을 조언해야 한다.

B3. 임상 의사는 경도인지장애 환자에게 콜린에스테라제 억제제를 제공하지 않기로 선택할 수 있다. 만약 이를 투여하기로 결정한 경우에는 허가 외 처방(off-label prescription)이라는 사실을 환자에게 먼저 논의해야 한다.

B4. 임상 의사는 약물 치료에 관심 있는 경도인지장애 환자에게 임상 시험에 연결할 수 있는 센터나 조직을 알려 줄 수 있다.

B5. 임상 의사는 전반적인 관리의 일부로 경도인지장애 환자에게 주 2회 이상의 규칙적인 운동을 권유해야 한다.

B6. 경도인지장애 환자에게 임상 의사는 진단과 예후에 대한 불확실
성을 논의해야 한다. 환자와 가족들이 사전의료의향서, 운전, 재
정, 재산 계획 등의 장기적인 계획에 대해 논의하도록 조언해야
한다.

B7. 임상 의사는 경도인지장애 환자의 행동 및 신경정신과적 증상을
평가하고, 필요한 경우 약물 및 비약물적 치료를 시행해야 한다.

B8. 임상 의사는 인지 중재를 권장할 수 있다.

*출처: 〈Practice guideline update summary: Mild cognitive impairment〉

다양한 가이드라인과 합의안

미국 신경과학회의 가이드라인 외에도 다양한 지침과 합의안이
있습니다. 야신 첸 등이 2021년도까지의 자료들을 총괄하여《신경
학 프런티어 Frontiers in Neurology》에 게재한 논문 〈경도인지장애의 진단
및 치료 Diagnosis and Treatment for Mild Cognitive Impairment〉가 대표적입니다.
총 13개의 가이드라인을 취합하였고, 여기에는 위에서 살펴본 미국
신경과학회의 가이드라인도 포함되어 있습니다. 치료와 관리에 대
한 권장 사항은 9개의 지침 문서에서 다루고 있으며, 위험 감소, 약
물적 중재, 비약물적 중재, 상담이라는 4가지 범주로 아래와 같이
나타납니다. 겹치는 경우 강한 권고를 기준으로 정리하였습니다.

	강한 권고	보통 권고	약한 권고
위험 감소		인지장애를 유발할 수 있는 약물 중단	절주 혹은 금주
약물적 중재	· 허용되는 약물 없음 · 콜린에스테라제 억제제 비추천 · 콜린에스테라제 억제제와 메만틴 처방 중단 · 은행나무 추출물	한약 특허(천지과립, 양혈청뇌과립 등)	한약(귀비탕, 통규활혈탕 등)
비약물적 중재	· 운동 · 인지 중재		· 에어로빅 · 식단 관리 · 지중해식 식단 · 침 치료
상담		예후 및 장기 계획 논의	

경도인지장애 인식을 위한 생각 꾸러미

1) 경도인지장애는 예전과 비교해 기억력이나 주의력, 실행 기능, 언어 능력 등의 인지 기능은 떨어지지만, 일상생활에는 문제가 없는 상태입니다. 당신의 경도인지장애는 어느 단계까지 진행되어 있다고 느껴지나요? 더 좋아질 미래를 구체적으로 상상해 보세요.

____

____

____

2) 경도인지장애는 일반적인 노화에서보다 지식과 개념에 대한 기억이 흐리고, 생각과 활동을 동시에 하기가 어렵고, 의사 결정이나 감각이 약해진다는 특징이 있습니다. 이 중에서 당신에게 해당하는 것이 있나요? 왜 그렇게 생각하나요?

____

____

____

허지순 씨는 등산을 참 좋아합니다. 열 살 어린 친구들보다도 더 건강
하고 활력이 넘칩니다. 좋은 공기를 마시며 많이 걷다 보니 발바닥에
자극도 되고 무릎도 건강해진 것 같아 효용을 느낍니다. 그래서 요즘
에는 주변 사람들에게 "같이 산에 가 볼텨?" 하며 적극적으로 권하기
도 합니다.

내가 하는 운동이 나에게 어떤 영향을 미치는지 직접 느껴 보고, 더
건강해지는 나의 모습을 그리며 더 열심히 하게 되는 것. 운동 자체도
도움이 되지만, 이것이 정말 중요한 요소라는 생각이 듭니다.

4장

몸과 마음을 지키는 생활 습관

: 지금 바로 시작할 수 있는 뇌 건강 관리법

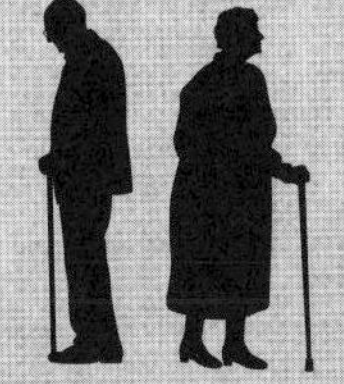

1.

운동, 얼마나 어떻게 해야 좋을까?

운동의 중요성은 이제 상식이 되었습니다. 다만 머리를 다치거나, 넘어지거나, 낙상하지 않도록 조심해야 합니다. 봄에는 따스한 햇볕을 느끼면서 산책을, 여름에는 수영장에서 펭귄 킥을, 가을에는 울긋불긋 단풍놀이를, 겨울에는 몸과 마음을 수렴시키는 요가나 기공을 추천하고 싶은데요. 친구들과 삼삼오오 모여서 하는 체조도 정말 좋습니다. 타인과의 상호작용, 자연과의 상호작용이 포함되어 있기 때문입니다.

어떤 운동을 얼마만큼 하는 것이 좋은지 아래에서 공유하겠지만, 가장 중요한 것은 즐겁고 신나게 할 수 있는 운동을 다치지 않고 하는 것입니다. 거창한 운동이 아니어도 괜찮습니다. 신체 활동 그 자체가 중요합니다. 몸을 움직이는 모든 행위가 도움이 됩니다.

신체 운동은 수면의 질을 높인다

신체 운동은 수면의 질과 총수면 시간에 유익한 영향을 미칩니다. 인지장애 환자의 경우, 수면이 중요한 요소이기 때문에 신체 운동의 중요성이 더욱 강조됩니다. 운동을 하면 중추신경계, 내분비계, 신진대사, 체온 조절 등 여러 시스템을 포괄하는 복잡한 생리학적 과정을 통해 수면의 질을 높일 수 있습니다. 특히 준비 운동 10분, 리듬 운동 20분, 정리 운동 10분, 자유 걷기 40분으로 구성된 복합 운동multi-component exercise은 탁월한 효과가 있습니다.

장기간의 신체 운동은 시공간 작업기억 향상을 돕는다

장기간의 신체 운동은 경도인지장애 환자와 치매 환자의 시공간 작업기억 향상에 도움이 됩니다. 경도인지장애 환자에게는 주당 3~4회, 60분 이상의 중강도(VO_2 max 50~75%) 운동을 3개월 이상 실시하도록 추천합니다. 참고로 알츠하이머병 환자에게는 주당 2회, 90분 이상의 중강도 운동을 3개월 이상 실시하도록 추천합니다.

경도인지장애에는 심신 운동이 좋다

경도인지장애 환자에게는 심신 운동mind body exercise이 가장 효과적입니다. 심신 운동이 해마를 자극해 시공간 작업기억 향상을 돕는 것으로 예상합니다. 심신 운동은 신체의 움직임, 전신 이완, 호흡, 정신 집중이 특징인 운동입니다. 요가, 필라테스, 태극권, 기공 등이 이에 속합니다. 여러 연구를 통해 심신 운동이 주의력, 단기 기억, 집행 기능, 시공간 집행 기능, 전반적 인지 기능을 모두 개선한다고 밝혀졌습니다.

태극권과 기공은 인지 기능을 개선한다

대표적인 심신 운동인 태극권과 기공에 대해 조금 더 살펴봅시다. 유일한 준비물은 내 몸과 마음입니다. 느리고 부드러운 운동이어서 다칠 위험이 적고, 좁은 실내에서 언제든 할 수 있어 코로나19 팬데믹 상황에서도 지속할 수 있는 운동으로 주목받기도 했습니다.

> **TIP ▶ 태극권과 기공의 기본자세**
>
> 1. 정면을 바라보며 시선을 고정한다.
> 2. 턱을 살짝 당겨 목과 머리의 위치를 잡는다.
> 3. 척추를 위아래로 늘리는 느낌으로, 꼬리뼈를 살짝 앞으로 말아 올리듯 자세를 잡는다.
> 4. 머리 꼭대기(백회혈)와 회음부 아래(회음혈)가 일직선상에 놓이도록 한다.
> 5. 척추 전체를 하나의 뼈 덩어리처럼 느끼며, 몸의 중심과 균형을 의식한다.

기공은 신체의 정렬을 맞춘 상태에서 정지하거나 움직이면서 기를 축적하고 순환시키는 운동입니다. 신경 면역 경로를 통해 중추의 염증성 변화를 완화하고, 해마의 부피를 늘려 과잉 활동을 정상화한다고 밝혀져 있습니다.

태극권은 무술이자 기공입니다. 진씨 가문의 진왕정이 조상들로부터 물려받은 무술을 근간으로 한의학의 경락 학설과 도인導引, 그리고 묵은 기운을 입으로 내보내고 새 기운을 코로 들이마시는 호흡법인 토납吐納 기술을 결합해 창조한 것으로 알려져 있습니다. 하버드 의과대학에서도 현대인에게 가장 중요한 운동 중 하나로 태극권을 추천하였습니다. 태극권은 전신 균형을 맞추고, 통증을 줄여주며, 치매를 늦추고, 기분은 좋게, 스트레스는 적게, 몸과 마음의 자신감을 올리고, 심혈관 기능을 좋게 합니다.

태극권과 기공의 효용은 수천 년에 걸친 경험의 산물이지만 아쉽게도 의과학 이론으로는 설명이 어렵습니다. 뇌 구조와 기능을 영상화하거나, 혈액 속 인자들을 찾아내는 기법들이 발전하면서 그 효과를 유추해 볼 수 있을 뿐입니다.

인지에는 뇌와 몸의 움직임이 모두 필요하다

실제로 뇌 건강을 잘 유지하는 어르신들께 비결을 여쭤보면 움직임에 관한 이야기를 하십니다. "나는 틈만 나면 움직여요. 뭐 집

앞에라도 나갔다가, 허리가 아프지만서도 계속 움직여요. 원래부터가 그래요."라고들 말씀하시죠. 그래서인지 인지 기능이 급격히 떨어진 어르신 중에는 낙상이나 골절 사고 이후에 증상이 심해진 경우가 많습니다. 꼼짝없이 못 움직이는 상황이 우리 뇌 건강에는 참 안 좋은 것 같습니다.

이런 점은 인지과학의 '체화된 인지^{embedded cognition}' 개념과 연결되기도 합니다. 체화된 인지란, 뇌를 포함해 신체 구석구석에 뻗어 있는 신경계 전체가 마음의 작동에 관여한다는 개념입니다. 우리가 무언가를 인지하는 과정에는 뇌뿐 아니라 몸의 움직임과 감각이 모두 필요하다는 뜻입니다.

그러므로 인지 능력을 향상시키기 위해서는 뇌와 몸의 균형적인 발달, 그리고 환경과의 상호작용이 필수입니다. 계절에 따른 환경을 누리시기를 바랍니다. 새소리를 듣고, 꽃향기를 맡고, 크고 작은 풀과 나무를 관찰하며 다양한 감각적 자극을 받고, 햇볕을 쬐며 산책하는 것이 가장 좋지 않을까 합니다.

2.

뇌 건강을 지키는
지중해식 밥상

최근의 영양역학 연구들은 단일 영양소가 아닌, 식이 패턴과의 시너지 효과에 초점을 맞추고 있습니다. 단일 영양소나 단일 화합물만으로는 복잡계인 인체를 표적화하는 데에 한계가 있기 때문입니다.

경도인지장애 환자에게 가장 추천하는 식단은 지중해식 식단입니다. 지중해식 식단은 지중해 주변의 전통적인 올리브 경작 지역과 밀접하게 연관된 식문화로, 전 세계에서 가장 많이 연구되고 잘 알려진 식단 중 하나입니다. 유네스코에서는 이 식문화를 세계 문화유산으로 인정하기도 하였습니다.

지중해식 식단의 특징

지중해식 식단은 최소한으로 정제된 식물성 식품(과일, 채소, 빵,

곡물류, 감자, 콩, 견과류, 씨앗류 등)을 풍부하게 섭취하고, 주요 지방 공급원으로 엑스트라 버진 올리브유를 사용하며, 생선과 적포도주를 적당히 섭취하는 것이 특징입니다. 항산화·항염증 식품군이 서로 시너지 효과를 내도록 구성된 식단이기도 합니다.

엑스트라 버진 올리브유

지중해식 식단의 대표적인 식재료는 올리브유입니다. 그중 올리브 열매를 눌러 짜서 추출한 엑스트라 버진 올리브유가 가장 많이 사용됩니다. 올리브유를 포함한 식단을 매 끼니 섭취하면 인지 기능이 향상되고, 인지적 결함 확률이 낮아집니다.

지중해식 식단과 인지 향상 메커니즘에 관한 연구는 주로 설치류를 대상으로 한 동물 실험에서 연구되어 왔습니다. 그 결과 엑스트라 버진 올리브유가 혈액-뇌 장벽^{blood-brain barrier, BBB}을 가로지르는 자가포식 및 청소 메커니즘을 강화하여, 베타 아밀로이드 침전물과 타우 병리를 감소시키고, 결과적으로 알츠하이머병의 진행을 예방하는 데에 도움을 주는 것으로 밝혀졌습니다. 염증성 사이토카인 생성을 줄여 미세아교세포와 성상세포의 활성화를 감소시킨다는 연구도 있습니다.

지중해식 식단은 어떻게 인지 건강에 도움이 될까?

지중해식 식단의 인지 건강과 관련된 연구는 꽤 오래전부터 진행되어 왔습니다. 그리고 최근의 연구들에서는 장내 미생물군이 점막 면역 체계를 형성하는 데 중요한 역할을 하는 것으로 밝혀졌습니다. 식이섬유와 유익한 지방산이 풍부한 지중해식 식단이 장내 미생물 다양성을 증가시키고, 유익한 박테리아를 풍부하게 하고, 염증 수준을 낮춰 주는 것이지요. 전반적인 염증 상태를 개선해서 뇌 건강에 영향을 미치는 것입니다.

한편, 손상된 포도당 대사와 관련된 신경 염증을 완화하는 저탄수화물 식단이나 고혈압을 멈추기 위한 식단 등과 결합한 복합 식단 요법MkD, MIND을 추천하기도 합니다. 예를 들어, 지중해 케토제닉 식단Mediterranean-ketogenic diet은 장내 미생물군의 다양성을 증가시키는 것으로 알려져 있습니다. 혈액-뇌 장벽을 통한 감마 아미노뷰티르산GABA의 투과성은 아직 확실하지 않지만, 복합 식단 요법 이후 혈청 대사산물의 증가가 신경 보호 효과가 있는 특정 수용체를 상향 조절하고, 장과 뇌의 염증 반응을 완화할 거라는 메커니즘을 제시하고 있습니다.

한국형 지중해식 식단

선뜻 드시기 어렵다면 한국형 지중해식 식단을 추천합니다. 서

양식 샐러드 대신 나물이나 쌈 채소를 섭취하는 것입니다. 올리브유에 된장이나 마늘 등 한국식 양념을 섞어 맛을 내어도 좋습니다. 그리고 밥은 흰 쌀밥보다는 겉껍질을 덜 깎은 쌀이나 잡곡밥으로 바꾸고 양은 조금 줄여 주세요. 가끔은 메밀국수나 통밀국수도 괜찮습니다. 생선찜이나 숙회 등의 해산물 요리, 두부나 달걀 요리 등을 곁들여 단백질이 풍부한 나만의 한국형 지중해식 밥상을 시도해 보세요. 오늘은 어떤 음식을 어떻게 요리해서 나의 인지 건강을 챙길지 즐겁게 상상하면서요.

지중해식 식단을 가장 추천하기는 하지만, 모든 사람에게 모든 때에 정답인 식단은 없습니다. 결국, 또 스스로 찾아야 합니다. 어떤 음식을 먹을 때 내 몸이 편안한지 말이죠.

어떤 음식이 나에게 맞는지 알아차리는 것이 중요합니다. 쉽게는 체질에 맞는 음식이라고 하지요. 세부적으로 들어가면 나의 상태에 따라서도 차이가 있을 수 있습니다. 어떤 음식을 어떻게 먹을 때 나의 하루가 편한지에 관한 답은 오로지 내 몸만이 알고 있습니다. 식사 일기를 쓰면서 나만의 바른 식습관을 형성해 나가는 것도 좋습니다. 단순히 요리하고 먹는 과정이 아니라 내 몸을 의식하고 사랑하는 과정으로 생각해야 합니다. 다만, 몸과 마음이 너무 안 좋은 상태에서는 오히려 나에게 더 안 좋은 음식만 당기기도 하니 조심해야겠지요.

3.

비싼 영양제보다
제철 음식이 더 좋은 이유

인지 노화를 예방한다고 알려진 개별 식품과 영양소도 많이 있습니다. 항산화 성분, 오메가-3 지방산, 비타민과 미네랄, 프로바이오틱스가 대표적입니다. 이런 키워드가 많이 노출되면서 관련 건강기능식품이나 약물이 유행하고 있기도 합니다. 다만, 적절하게 활용하는 것이 중요합니다. 보충제를 식사보다 우선하거나 의존하면 안 됩니다. 인체는 매우 복잡하며 장내 생태 시스템과 관련해서는 아직 밝히지 못한 부분이 많습니다. 쉽고 편하게 한 가지를 추가하는 것이 모든 문제의 해결책이 될 수는 없습니다.

활성산소를 줄여 주는 항산화 식품

활성산소Reactive Oxygen Species, ROS는 생체 내에서 생성되는 반응성이 높은 산소 분자입니다. 체내 생리 기능에 필요한 부산물이지만,

세포의 다른 요소들과 쉽게 반응하여 손상을 일으킬 수 있어 과도해지면 문제가 될 수 있습니다. 또한, 세포 내 활성산소가 과도하게 축적된 상태인 산화 스트레스oxidative stress는 신경 퇴행이나 신경 염증을 유발하는 여러 경로에 영향을 미치며, 인지 노화의 주요 메커니즘 중 하나로 작용합니다. 즉, 산화 스트레스를 줄이면 인지 노화를 예방하는 데 도움이 되겠지요.

아쉽게도 항산화 보충제의 효능에 대한 근거는 제한적이고, 단일 경로를 표적으로 삼은 약물들은 한계가 있습니다. 인지 저하의 유발 단계와 유발 요소가 복합적이기 때문입니다. 이에 반해, 천연 항산화 성분이 풍부한 식단은 신경 변성을 예방할 수 있는 여러 경로에 작용합니다. 따라서 항산화 보충제를 사용하기보다는 항산화 성분이 풍부한 쑥, 브로콜리, 토마토, 블루베리, 코코아콩 등의 음식을 섭취하는 게 효과적입니다. 항산화 식단이 신경 가소성을 조절하고 스트레스 요인에 대한 신경 회복력을 촉진한다는 연구도 있습니다. 세포 스트레스로부터 신경 세포를 보호할 수 있는 것입니다.

시냅스에 필요한 오메가-3 지방산

오메가-3 지방산은 오메가 순번으로부터 3번째 메틸기에 이중결합이 형성된 불포화지방산으로, 세포막 인지질 이중층 구성의 필수 요소입니다. 세포막으로 둘러싸인 여러 장기의 기능과 관련되어 있으므로 당연히 뇌의 시냅스 막에도 농축되어 있지요. 오메가-3 지방산의 섭취가 인지 저하 위험을 낮출 수 있다는 연구들이 꽤 오래전부터 진행되어 오기도 했습니다.

해양 유래 오메가-3 지방산인 도코사헥사엔산[DHA]과 에이코사펜타엔산[EPA]은 주로 생선을 통해 공급됩니다. 그중 도코사헥사엔산은 뇌 기능에 중요한 역할을 하는 것으로 알려져 있습니다. 타우 단백질 인산화를 억제하여 뇌신경 세포의 보존을 유지하고 신경 보호를 발현시키기도 하지요. 반면, 에이코사펜타엔산은 뇌에서 거의 발견되지 않습니다. 대신 알츠하이머병의 병인과 관련된 염증이나 면역 기능과 관련 있는 것으로 알려져 있습니다. 인체의 세포막을 구성하는 필수 지방산 중 하나인 아라키돈산과 같은 효소에 경쟁적으로 작용하기 때문입니다.

식물 유래 오메가-3 지방산도 있습니다. 대표적인 것이 알파리놀렌산[ALA]입니다. 알파리놀렌산은 도코사헥사엔산으로 전환되어 간접적으로 작용한다고 알려져 있으나, 최근에는 알파리놀렌산 섭취 자체가 뇌 건강을 증진할 수 있다는 사실도 밝혀지고 있습니다. 식물 유래 오메가-3 지방산의 장점은 해양 유래 오메가-3 지방산보다 지속적이고, 쉽게 구할 수 있고, 저렴하다는 것입니다.

다만 오메가-3 보충제의 무작위 대조 시험[RCT] 결과는 일관되지 않습니다. 영양제로 식단을 대신하기엔 한계가 있다는 뜻입니다. 오히려 부작용이 있다는 연구들도 나오고 있어 혼란을 가중하기까지

합니다. 돌고 돌아 항상 건강하고 균형 잡힌 식단만큼 좋은 게 없습니다. 오메가-3 지방산이 풍부한 고등어, 연어, 호두 등을 섭취하는 것이 도움이 됩니다. 단, 대형 어류에는 해양 중금속 문제가 있으므로 주의해야 합니다.

뇌세포 에너지 대사에 쓰이는 비타민과 미네랄

비타민과 미네랄도 중요합니다. 특히 비타민 B군, 비타민 C, 철분, 마그네슘은 세포의 에너지 대사 경로에서 매우 중요한 역할을 합니다. 음식에서 에너지를 추출하여 생리적으로 활용할 수 있는 형태로 제공하는 데 필수적이기 때문입니다. 또한, 이들은 뇌 구조를 형성하고 신경 세포 간 연결과 전달을 원활히 하는 데도 관여합니다. 뇌가 발달하는 유아기와 뇌의 구조적·기능적 변화가 발생하는 노년기에 더욱 중요하겠죠. 이 지점이 비타민과 미네랄의 섭취가 인지 기능에 도움이 될 수 있는 핵심입니다.

예를 들어, 마그네슘이 결핍되면 미세아교세포가 활성화됩니다. 미세아교세포가 활성화되면 염증성 사이토카인과 독성 물질을 방출하고, 결국 이러한 산화 스트레스는 신경 염증을 증가시킵니다. 신경 염증이 증가하면 인지 저하가 유발될 수 있습니다.

보충제 사용에 관한 연구도 많이 진행되고 있습니다. 일일 권장 섭취량 내에서의 식이 보충제 섭취는 인지 기능을 유지하고 향상시키는 등 건강상의 이점이 높은 편입니다. 그러나 매번 강조하지만, 비타민과 미네랄이 풍부한 균형 잡힌 식단이 가장 좋습니다. 우리가 흔히 먹는 봄나물에는 비타민과 미네랄이 풍부합니다. 여건이 된다면 밭에서 직접 캐 먹는 것도 좋습니다. 나의 몸과 감정이 사용된 기억은 더 오래 남습니다.

장 건강을 책임지는 프로바이오틱스

프로바이오틱스는 숙주의 체내에서 장내 세균총의 균형을 조절하는 활성 박테리아입니다. 김치와 된장 같은 발효 식품에 많이 포함되어 있으며, 여러 연구에서 프로바이오틱스 보충제가 장내 미생물군을 조절함으로써 신경 퇴행성 질환 치료에 중요한 역할을 하는 것으로 밝혀졌습니다.

프로바이오틱스 개념은 1908년 러시아의 메치니코프가 요구르트의 건강 효과를 연구한 데서 비롯했습니다. 이후 다양한 연구가 이루어지며 현재와 같은 프로바이오틱스 시장이 형성되었습니다. 전 세계 프로바이오틱스 시장 규모는 매년 성장하여 2023년 기준으로 약 877억 달러로 평가되고 있으며, 특히 아시아 태평양 지역의 매출 점유율이 세계 시장을 이끌었다고 합니다. 2030년에는 2,200억 달러(약 309조 원)로 예측합니다.

그러나 프로바이오틱스 시장이 크다고 해서 프로바이오틱스가 모든 사람에게 맞는 건 아닙니다. 유익균과 유해균의 구분이 뚜렷하지 않고, 아무리 보충제를 먹어도 장 속에 자리 잡지 못하기도 하고, 심지어 소장 내 세균 과잉 증식Small intestinal bacterial overgrowth, SIBO이 있는 경우에는 문제가 되기도 합니다. 좋아지려고 먹었다가 머리가 멍해지거나 염증이 증가할 수도 있는 것이죠. 그래도 긍정적인 연구가 더 많으므로 단기간 드셔 보고 좋으면 도움받는 것도 좋다고 생각합니다. 어떤 유산균이 내 몸에 잘 정착할 수 있을지 모르니 균주 수가 많은 게 좋습니다. 유산균의 먹이가 되는 채소류를 골고루 먹어야 효과가 더 좋습니다.

하지만 그보다 더 중요한 것은 타고난 나의 장 환경을 건강하게 유지하는 것이 아닐까 싶습니다. 장내 세균이 정상적으로 균형을 이룰 수 있도록 해야 합니다. 장내 세균마다 선호하는 음식이 다르므로 여러 음식을 고루 먹으면서 장내 세균의 다양성을 유지하는 것이 시작점입니다.

항생제의 남용도 조심해야 합니다. 가벼운 감기나 바이러스 정도에 항생제를 습관적으로 과하게 쓰다 보면 인체에 해가 없는 중간균이나 유익균까지 죽게 됩니다. 항생물질로부터 살아남은 세균은 독소를 내뿜는 특정 종류의 세균뿐이고, 더는 인체와 긍정적인 공생 관계를 이룰 수 없습니다.

4.

뇌를 깨우는 훈련법

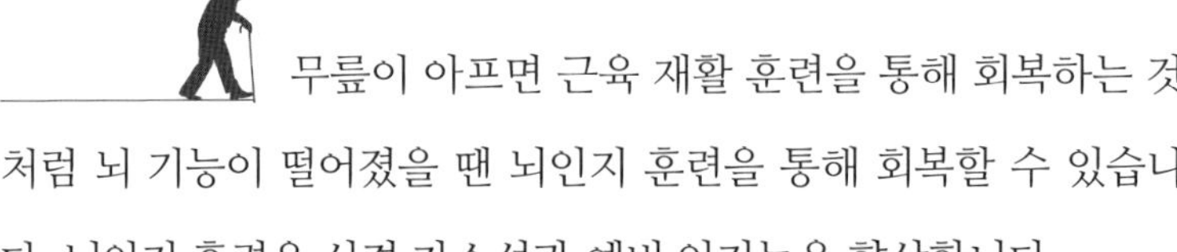 무릎이 아프면 근육 재활 훈련을 통해 회복하는 것
처럼 뇌 기능이 떨어졌을 땐 뇌인지 훈련을 통해 회복할 수 있습니
다. 뇌인지 훈련은 신경 가소성과 예비 인지능을 향상합니다.

신경 가소성은 앞서 말했듯, 새로운 시냅스가 연결되거나 기존
의 연결이 강화하면서 뇌의 구조와 기능이 재구성되는 것을 의미합
니다. 그리고 인지 예비능은 뇌손상이나 퇴행성 변화가 있을 때 효
과적으로 기능할 수 있는 예비 자원이자 대처 능력을 의미합니다.

다 영역의 동시 훈련

우리 뇌는 기억력, 주의력, 언어 능력, 시공간 처리 능력 등 다양
한 인지 기능을 수행합니다. 그리고 뇌에는 각 인지 기능마다 주로
사용되는 뇌 영역이 있어, 특정한 훈련법을 실행하면 뇌 영역을 활

성화할 수 있습니다. 예를 들어, 기억력은 연상기법, 시각화, 첫 글자 기억하기 등을 하면 향상시킬 수 있습니다. 특정 자극에 집중하는 훈련을 하면 주의력을, 문장을 읽고 쓰고 듣는 훈련을 하면 언어 능력을 향상시킬 수 있습니다. 여러 인지 기능을 동시에 훈련하면 더 효과적입니다.

대표적으로 외국어 공부를 하는 것은 인지 기능 전반에 복합적인 자극을 줍니다. 특히 단어 하나를 외울 때도 말하면서, 들으면서, 쓰면서, 생각하면서 하면 모든 감각이 골고루 활성화되어 더욱더 효과적입니다. 시각과 청각을 모두 이용하면 뇌신경 세포가 공동으로 활성화됩니다.

적절한 난이도의 조절

너무 쉬운 과제는 우리에게 자극을 주지 못하고 늘어지게 합니다. 너무 어려운 과제는 스트레스를 유발하고 좌절하게 합니다. 그러므로 상황에 맞게 적절한 강도의 활동을 찾는 것이 중요합니다.

우선은 낮은 과제로 거부감 없이 시작해야 합니다. 그렇게 성공하면 추진력이 붙습니다. 난이도를 조금씩 올리면서 80%의 성공률로 유지하는 것을 추천합니다. 일회성에 그치지 않고 꾸준히 하는 것이 중요하기 때문입니다.

사회적 상호작용

혼자서 하는 것보다 여럿이 같이할 때 더욱 잘할 수 있습니다. 주변과 소통하면서 인지 자극뿐만 아니라 정서적 지원과 동기 부여도 받을 수 있기 때문입니다. 혼자서는 몇 번 하다 그만두게 될 것도 여럿이 함께하면 서로 의지하며 더 오래 할 수 있습니다. 병원 치료도 혼자 하면 탈락률이 높은데 함께하자고 이야기해 주는 친구가 있으면 꾸준히 치료를 잘 받으십니다.

중앙치매센터와 지역 치매안심센터에서도 다양한 프로그램을 제공합니다. 컴퓨터 기반의 프로그램을 활용하는 것도 괜찮습니다.

5.

일상에서 이어 가는 뇌인지 훈련

일상생활에서 실행할 수 있는 뇌인지 훈련은 다양합니다. 그리고 뇌인지 훈련은 즐거운 마음으로, 하고 싶어서 하는 것이 중요합니다.

일상에서 할 수 있는 기억력 훈련 방법에는 '오늘의 할 일 목록 외우기, 새로운 사람의 이름과 얼굴 기억하기, 책이나 영화의 줄거리 회상하기, 하루의 일과를 시간 순서대로 회상하기' 등이 있습니다. 후각과 같은 감각 요소나 기쁨과 같은 감정 요소를 넣으면 조금 더 강하게 기억됩니다.

주의력을 기르기 위해서는 '호흡이 나가고 들어오는 것에 집중하기, 숨은그림찾기, 다른 그림 찾기, 적절한 소음이 있는 환경에서 책 읽기' 등이 도움이 됩니다. 수많은 정보 중에서 내가 필요한 정보를 선택하여 받아들이는 연습입니다.

언어 기능을 높이는 것도 중요합니다. '좋아하는 책 필사하기,

책 소리 내어 읽기, 새로운 단어 익히기’ 등이 도움이 됩니다. 실행 기능을 훈련하고 싶다면 ‘새로운 요리법 시도하기, 여행 계획 세우기, 한 달 예산 관리하기’ 등이 있습니다. 직접 계획하고 실천하는 복합적인 기능 훈련입니다.

6.

손자 손녀와 함께하는
말초신경 자극 운동

뇌의 중추신경은 말초신경을 지배합니다. 반대로 말초신경은 뇌를 자극합니다. 그래서 손가락을 많이 움직이는 것은 뇌 기능을 활성화하는 방법이 됩니다.

손가락은 인체 중 가장 미세하고 복잡한 운동을 담당하는 부위입니다. 대뇌운동피질의 약 30%가 손가락의 움직임과 관련이 있고, 반복적이고 집중적인 손가락 활동은 새로운 신경 회로를 형성하거나 기존 회로를 재조직(재배선)하는 과정을 촉진합니다. 이는 기억력, 집중력, 작업기억 등 다양한 인지 기능에 긍정적 영향을 미칠 수 있습니다. 그 예로 피아노를 연주하는 사람은 대체로 건강하게 장수합니다. 60~70대 노인이 피아노를 6개월 이상 배우고 연습하면 뇌백질 감소 속도가 억제되어 인지력과 기억력 저하가 예방된다는 연구가 있습니다. 피아노 연주 외에도 손 글씨를 쓰거나, 바느질하거나, 도구 제작을 하는 등의 활동도 뇌 기능을 활성화합니다.

어린 손자 손녀와 함께할 수 있는 재미있는 활동이 있습니다. 우리나라에서는 예로부터 아이의 인지 발달을 위해 곡조가 있는 10개 조의 단동십훈檀童+訓을 가르쳐왔습니다. 그중에 도리도리道理道理, 지암지암持闇持闇, 곤지곤지坤地坤地, 작작궁작작궁作作弓作作弓 4가지 동작을 떠올려 보세요. 어릴 때로 돌아가 할머니 할아버지의 귀여움을 받으며 했던 기억을 살리며 매일 실천해 보세요.

고개를 좌우로 돌리고, 손가락을 쥐었다 폈다 하면서 손가락 끝으로 반대쪽 손바닥을 찧는 동작을 하고, 손뼉을 치는 동작은 두뇌 기능을 활성화합니다. 아이의 인지 발달뿐만 아니라, 노년기에 들어서 경도인지장애를 갖고 있거나 이를 예방하고자 하는 분들에게 도움이 될 수 있습니다.

여기에 양쪽 5개 손가락 끝을 맞대어 서로 부딪치는 동작과 깍지를 끼고 손바닥을 몸 바깥쪽으로 향해 미는 동작을 하면 손가락 끝의 모세혈관 순환이 개선되어 두뇌 기능을 활성화할 수 있습니다.

도리도리

세상의 모든 것이 하늘의 도리로 생겨나듯이 인간의 도리를 지켜야 한다는 의미를 전하는 가르침입니다. 머리를 좌우로 돌리며 "도리도리"라고 말합니다. 누워있는 상태에서도 자연스럽게 목 운동을 할 수 있는 동작입니다.

지암지암

무궁한 진리는 금방 깨닫거나 알 수 없으니 두고두고 헤아려 깨우쳐야 한다는 의미를 전하는 가르침입니다. 양손을 앞으로 내놓은 다음 손가락을 쥐었다 폈다 하면서 "지암지암"이라고 합니다.

곤지곤지

양陽인 손가락으로 음陰인 손바닥을 찔러 음양의 조화를 알려주는 동작입니다. 한쪽 집게손가락으로 반대쪽 손바닥을 콕콕 찔는 동작을 반복하며 "곤지곤지"라고 합니다.

작작궁작작궁

두 손바닥을 마주치며 소리 내는 동작을 통해 이치를 깨닫게 하는 동작입니다. 손뼉을 치면서 재미있게 춤추자는 의미로 "작작궁작작궁(짝짜꿍짝짜꿍)"이라고 합니다.

몸과 마음을 위한 생각 꾸러미 Ⅰ

1) 오늘의 운동 일지를 작성해 봅시다. 그림일기 형식이면 더 좋아요. 어떤 색깔의 운동화를 신고 있었나요? 어떤 운동을 언제 했나요? 운동 후에는 개운하고 시원했나요? 여러 감각을 통해 떠올려 봅시다.

2) 제철 음식으로 건강 밥상을 직접 차리고, 인증 사진을 찍어 주세요. 쉽게 따라 할 수 있는 요리의 팁도 나누어 주세요. 직접 요리하기가 곤란하다면 요리를 최대한 구체적으로 상상해 보세요. 상상만으로도 뇌는 자극되니까요. 누구와 함께하고 싶나요? 당신이 추억하고 싶은 사람들도 함께 생각해 보세요.

3) 매일 먹으면 좋은 대표적인 지중해식 식단입니다. 알록달록 색칠하면서, 그 음식의 빛깔을 상상해 보세요. 식재료를 잡아 들 때 당신이 느낄 촉감을 생각해 보세요. 음식을 씹을 때 퍼지는 향기와 소리, 식감을 떠올려 보세요.

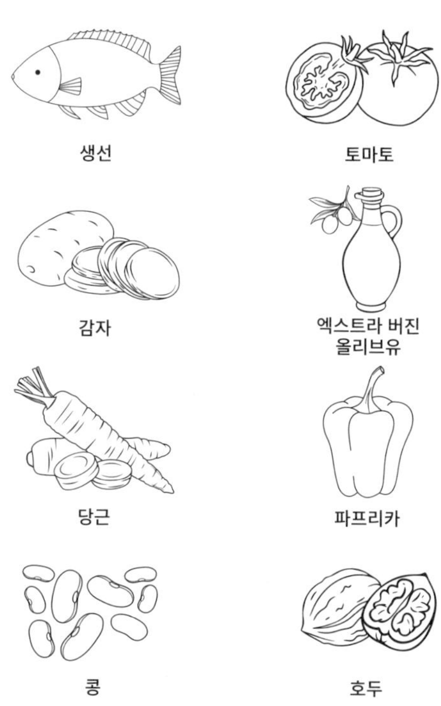

봉선지 씨는 잠을 못 잔 지 꽤 오래되었습니다. 잘해야 서너 시간 잘까 말까 합니다. 잠을 자려고 누우면 별것 아닌 일에 화를 내고 예민하게 굴었던 일들이 생각납니다. 결국, 봉선지 씨는 진료실에서 이야기하다가 참았던 눈물을 훔치며 "내가 천불이 나는 걸 수십 년이나 참고 살았어요."라며 서러움을 쏟아 냅니다. 주치의 선생님은 그동안 고생 많으셨다고, 지금 몸도 마음도 힘든데 이제부터라도 잘 챙겨 보자고 응원해 줍니다.

지나친 스트레스만큼 건강에 해로운 것이 없습니다. 적절한 치료를 통해 몸과 마음의 상태를 잘 관리해야 합니다. 그리고 병원에서 약을 처방받을 때는 항상 먹는 약을 의사에게 알려서 겹치거나 불필요한 약이 없어야 합니다.

5장

경도인지장애 환자라면
주의하세요!

: 더 나빠지지 않기 위해 알아야 할 것들

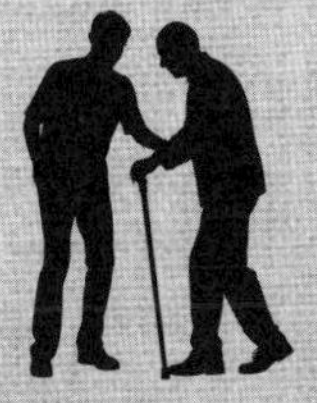

1.

혈액 순환, 대사, 감각이 달라질 때

경도인지장애는 알츠하이머병 등 여러 뇌 질환으로 인한 치매 위험을 증가시킬 수 있습니다. 그러나 잘 관리하면 악화하지 않을 수도 있고 호전될 수도 있습니다. 경도인지장애를 예방하고 가역적인 원인을 개선하는 것이 중요합니다.

앞서 경도인지장애 개선에 긍정적인 영향을 주는 활동을 알아보았다면, 이번에는 부정적인 영향을 주는 요소를 살펴볼 차례입니다. 부정적 영향을 주는 질환에 대한 관리법, 환경, 생활 습관을 알아보고 일상에 적용해 봅시다.

혈액 순환이 안 될 때

혈액은 뇌로 산소와 영양분을 공급합니다. 그래서 심장에 좋은 것은 모두 뇌에 좋다는 말이 있는 것이죠.

고혈압과 심장병 등으로 인해 혈액 순환 시스템에 문제가 생기면 뇌혈관에도 다양한 방식으로 변화가 생깁니다. 심장에 가해지는 압력이 달라지면 우리 몸의 혈관은 미세 혈관을 보호하려고 노력합니다. 그런데 이 과정이 만성적으로 지속하면 보호를 위한 적응이 아닌 퇴행성 변화가 되어버립니다. 혈관 벽이 딱딱해지거나, 미세 출혈이 생기거나, 경색을 일으키거나, 자동 조절 기능이 무너지게 됩니다. 역치를 넘어선 것이죠.

또한, 혈액-뇌 장벽은 염증이나 독소 물질로부터 민감한 뇌를 보호하기 위한 촘촘한 연결문이기도 합니다. 혈관 탄력성이 줄어들면 혈액-뇌 장벽이 망가지고, 그렇게 되면 혈액 속의 유해 물질이 뇌로 바로 전달될지도 모릅니다. 뇌 건강을 위협하는 것입니다.

체내 대사가 저하될 때

포도당, 지방산, 콜레스테롤 등의 체내 대사가 원활하지 않으면 결국 심혈관 질환이 발생할 위험이 커집니다. 그리고 이는 뇌에도 영향을 미쳐 인지 기능의 저하를 초래할 수 있습니다.

체내 대사 저하에 관련해서는 당뇨병 연구가 특히 많습니다. 당뇨병 환자의 치매 발병 기전은 아직 불분명하지만, 고혈당증으로 인한 혈관-뇌 장벽 붕괴, 그리고 인슐린 신호 장애와 관련되었을 가능성이 있습니다.

최근에는 이런 당뇨병을 치료하는 SGLT2 억제제가 치매 위험을 줄일 수 있다는 연구도 진행되고 있습니다. 혈당 조절 혹은 내피와 미토콘드리아의 기능 장애와 관련된 효과겠지요. 하지만 SGLT2 억제제는 체중 감소나 비뇨생식기계 염증, 신장 손상까지도 우려된다는 연구들도 따라옵니다. 단순히 '치매 환자에게 SGLT2 억제제를 써야 한다'가 아니라, '치매 환자의 혈당 관리에 대해서 더 중요하게 생각하고 관리해야 한다'라는 것으로 해석하면 되겠습니다.

감각이 떨어질 때

밥을 평소 먹던 양의 삼분의 일만 먹으면 어떻게 될까요? 아마 배가 고파서 다음 식사 때 과식하게 될 것입니다. 반면에 적게 먹기를 장기간 계속하면 어떻게 될까요? 아마도 위장이 약해지고 위의 수용능력이 작아져 예전에 먹던 만큼 먹지 못하게 될 것입니다.

우리는 눈, 귀, 피부와 같은 감각기관으로부터 외부 자극을 받아들여 대뇌피질에 특정한 이미지 패턴을 저장합니다. 이 패턴에 따라 뇌의 신경 세포가 활성화됩니다. 그런데 오랫동안 외부 자극을 받지 못하면, 위에서 언급한 위장과 같아집니다. 그래서 청력이나 시력 등의 감각이 떨어지면 인지 기능도 떨어지는 것입니다. 미리미리 감각기관을 잘 관리하고, 보청기나 돋보기와 같은 도구로 교정하면 훨씬 좋겠습니다.

2.

조심해야 할 약물

경도인지장애에 주의해야 할 약물에는 벤조디아제 핀, 항콜린제, 항히스타민제, 오피오이드, 양성자 펌프 억제제[PPI] 등 이 있습니다. 식습관을 개선하고 약간의 불편함이 있더라도 몸을 잘 달래서 아껴 쓴다면, 이러한 약물들을 줄이거나 끊을 수 있습니다. 다만 약을 중단할 때는 '환자 본인이 임의로'가 아니라, '끊겠다는 의지로 담당 주치의와 의논하여' 끊어야 합니다. 이러한 부분에 대 해서 알고 있으면, 다음에 약을 처방받거나 복용하던 약물을 조절할 필요가 있을 때 의료진과 적극적으로 소통할 수 있습니다.

벤조디아제핀

벤조디아제핀은 주로 불안이나 불면을 관리하기 위해 처방됩 니다. '좋다, 나쁘다', '쓰자, 말자' 논란 중인 약물이기는 하지만, 노인에게 부적절하거나 주의해서 사용해야 할 약물 목록을 정리한 지침인 비어스 기준^{Beers criteria}에서는 인지장애가 있는 경우에는 쓰지 말 것을 강력히 권고하고 있습니다. 노인 인구에서 벤조디아제핀 사용이 인지 저하, 치매, 알츠하이머병과 관련이 있다고 시사하는 연구가 많이 있기 때문입니다. 벤조디아제핀은 장기적으로 인지적 부작용을 일으킬 수 있으므로 주치의와 소통이 필요합니다. 의사와 상의하여 조절하는 게 좋겠습니다.

항콜린제

항콜린제는 우울증, 불면증, 알레르기 질환, 파킨슨병 등에 주로 처방됩니다. 그러나 고령자의 경우 장기의 기능이 전반적으로 떨어져 있고, 뇌의 콜린성 기능이 저하되어 있어 항콜린제 부작용에 특히 취약합니다.

많은 연구에서 항콜린제가 노인의 인지 기능에 부정적인 영향을 끼친다고 이야기하고 있습니다. 19만 명 이상의 우리나라 노인 인구를 추적 조사한 코호트 연구에서도 장기간의 강한 항콜린제 투여가 인지 기능을 저하시키는 것으로 나타났습니다. 그중 60~64세 그룹은 알츠하이머병 위험도가 더 높으므로 항콜린제 사용을 줄이는 게 좋습니다.

항히스타민제 ─────────────────────────

히스타민은 과하면 조직 내에서 염증이나 알레르기를 유발합니다. 그래서 항히스타민제로 히스타민의 작용을 억제하여 두드러기, 비염, 아토피 등을 치료합니다. 하지만 알아 둘 것이 있습니다. 히스타민은 학습과 기억의 강력한 조절자라는 것입니다. 특히 기억의 통합과 회상 능력을 향상하는 것으로 알려져 있습니다. 항히스타민제의 부작용이 중추신경계 각성을 억제하고 일주기 수면 리듬을 방해하여 인지 기능을 손상시키는 것도 어찌 보면 당연합니다. 특히 1세대 항히스타민제는 혈액-뇌 장벽을 쉽게 통과하여 작업기억이나 각성 등에 결함을 일으킬 수 있습니다.

오피오이드 ─────────────────────────

오피오이드는 심한 암성 통증을 완화하는 마약성 진통제로, 중추신경계와 말초신경계에 작용해 만성 또는 수술 후 통증 조절에 사용됩니다. 그러나 오피오이드를 장기간 사용하면 회백질과 해마의 부피가 감소하고, 백질 과신호가 높아지는 등 부작용이 따를 수 있습니다. 미국과 유럽에서는 오피오이드 남용으로 인한 중독과 사망이 사회적 문제로 떠오르기도 했습니다. 우리나라에서는 비교적 신중하게 처방되지만, 마약성 진통제의 남용 빈도는 다른 나라와 크게 다르지 않습니다.

오피오이드는 고령자의 인지, 기억, 언어, 주의 영역에 유의미한 기능 저하를 유발합니다. 그리고 이는 경도인지장애와 관련이 있습니다. 오피오이드 처방이 증가할수록 치매 위험이 커지고 뇌 건강이 나빠진다는 연구도 있습니다.

양성자 펌프 억제제

위장약으로 주로 처방되는 양성자 펌프 억제제는 위산 분비를 억제하는 약물입니다. 성분 이름이 주로 '‒프라졸'로 끝나며, 다른 증상으로 약 처방을 받아도 위를 보호한다고 함께 처방되는 경우도 많습니다. 그러나 장기간의 양성자 펌프 억제제 복용은 인지 과정에 부정적인 영향을 미칩니다. 뇌세포의 pH를 변화시키거나, 아밀로이드 베타 수치를 증가시켜 염증성 손상을 유발하기도 하고, 미세아교세포의 리소좀 구획에 변화를 주는 등 다양한 방식으로 뇌에 작용하는 것으로 예상됩니다.

상충하는 연구들이 있지만, 2024년도 논문들에서도 여전히 양성자 펌프 억제제의 치매 위험성에 대한 경계를 거두지 않고 있습니다. 양성자 펌프 억제제에 노출되면 90세 이전에 발생하는 모든 원인 치매의 비율이 증가하며, 사용 기간이 길수록 위험도 커집니다.

3.

초가공식품을
줄여야 하는 이유

초가공식품ultra processed food, UPF은 제과, 당 첨가 음료, 포장된 즉석조리식품과 같이 단순 가공이 아닌 여러 단계의 가공 과정을 거친 음식을 말합니다. 탄산음료, 과자, 햄 같은 음식이 모두 초가공식품입니다. 이 초가공식품은 영양 밀도는 낮고 에너지 밀도는 높은 것이 특징입니다.

문제는 초가공식품이 치매의 메커니즘에 직간접적으로 관여한다는 것입니다. 구체적으로, 영양소가 적은 고열량 식품이어서 뇌세포를 손상시키고 대사 질환 위험을 높입니다. 그리고 화학첨가물이 많아 장내 미생물 다양성을 해치고, 고혈압, 고지혈증, 비만, 제2당뇨병 등 심혈관계 위험 인자를 발생시킬 수 있습니다.

밥을 챙겨 먹기 귀찮다고 과자로 때우는 경우가 있습니다. 한두 번은 몰라도 전체 식단을 과자류로 대체하면 인지 저하가 갑자기 심해질 수도 있습니다. 직접 요리하기가 어렵더라도 건강한 식단을 유지해야 합니다.

또한, 초가공식품으로 치매 인구가 증가하면 사회적 부담도 커집니다. 그러므로 가공식품을 제조한다면 신선한 재료로 최소한만 가공하고, 쉽게 얻을 수 있는 식품으로 대체해야 한다고 알려져 있습니다.

초가공식품은 중독성이 있어서 한 번 먹기 시작하면 계속 찾게 됩니다. 결국 어릴 때 형성된 식습관이 매우 중요합니다. 따라서 가공식품을 섭취해야 한다면 초가공식품이 아닌, 신선하고 최소 가공된 식품을 선택하는 것이 바람직합니다.

4.

치매보다 먼저 다스려야 할 우울증

경도인지장애 환자에게 신경정신증상^{neuropsychiatric} symptoms은 매우 흔하게 동반됩니다. 인지 기능 저하보다 먼저 나타나기도 하고, 함께 나타나기도 하고, 뒤이어 나타나기도 하지요. 신경정신증상은 환자의 행동이나 심리적 변화뿐 아니라 감정과 인지 상태의 변화를 포함하는 개념으로, 다양한 신경정신과적 증상을 포괄하는 데 적합합니다. 또한, 경도인지장애에 특정 신경정신증상이 동반하면 질병 진행에 누적 효과를 미쳐 예후에도 깊은 관련을 보입니다.

최근에는 신경정신증상이 정상적인 인지 상태에서 경도인지장애로 진행될 위험과 관련이 있을 것으로 예측합니다. 즉, 신경정신증상이 인지 저하보다 먼저 나타나면서 인지장애를 가속하는 게 아니냐는 거죠. 이러한 관점에서 신경정신증상은 신경인지장애의 초기 증상으로 인식되며, 독립적인 예후 지표로 강조됩니다.

우울증은 얼마나 많을까?

신경정신증상의 가장 대표적인 것이 우울증입니다. 유병률 추정치는 우울증과 경도인지장애의 진단 방법에 따라서 약간씩 차이가 있지만, 표본의 영향이 더 큽니다. 진료소 기반 임상 표본에서는 유병률 42%로, 지역 사회 표본보다 높게 추정되는 경향이 있습니다. 즉, 병원을 찾는 사람들의 우울증 비율이 더 높다는 것입니다.

현재 가장 합리적인 추정치는 32%(신뢰 구간 95%)입니다. 이는 경도인지장애에 동반되는 신경정신증상 중 가장 높은 유병률을 갖는 것입니다.

어떻게 알아차릴까?

신경인지장애 환자의 우울증은 환자와 관찰자를 모두 평가하는 도구인 '코넬 치매 우울척도 Cornell Scale for Depression in Dementia, CSDD'가 가장 유용하게 쓰입니다. 이 척도는 기분, 행동, 신체적 증상, 사고 장애 등과 관련된 증상과 징후가 일주일에 얼마나 자주 나타났는지로 평가합니다.

작은 일로 자주 걱정하고, 슬프고 불안한 표정이 절로 드러나고, 눈물이 많아지고, 쉽게 화가 나고, 마음이 급해지고, 안절부절못하거나 자기 비하가 있고, 자주 나쁜 생각을 하면 우울 점수가 높아집니다. 또 즐거운 일에 대한 반응이 적고, 일상적인 활동 참여율이 낮고, 반응 속도가 느려도 우울 점수가 높아집니다. 식욕, 체중, 에너지, 수면의 질이 떨어져도 마찬가지입니다. 특히 한 달 동안 2.5kg 이상 체중이 감소하면 '심함' 단계로 평가합니다.

어떤 차이가 있을까?

경도인지장애 환자에게 동반된 우울증은 일반 우울증보다 세심히 고려되어야 합니다. 인지적 특성과 한계가 있기 때문입니다. 경도인지장애 환자는 정보를 받아들이고 처리하는 속도, 목표를 설정하고 달성하는 능력, 상황에 맞게 대응하는 능력, 단어의 의미를 이해하고 사용하는 능력이 감소한 만큼 삶의 질도 크게 떨어져 있습니다. 치매를 겪을 위험도도 우울증이 없는 경도인지장애 환자보다 상대적으로 높습니다.

치료 목적도 단순히 우울증에서의 해방이 아니므로 약물 사용에 주의해야 합니다. '햇볕 쬐며 걷기', '가족과 시간 보내기'처럼 자연스러운 비약물적 치료를 먼저 해야 합니다. 지금 바로 시작하세요.

5.

감정이 사라지는 것도 신호다

인지장애가 있는 분이나 치매 어르신을 만나다 보면, 얼굴에 표정이 없는 경우를 꽤 자주 보게 됩니다. 왜 그럴까요? 바로 감정이 사라졌기 때문입니다. 감정이 사라지면 표정도 사라집니다.

무감정이란 무엇일까?

무감정Apathy은 모든 동기가 사라져서 무언가를 하려는 마음도, 행동도, 인지도 없어진 상태입니다. 동기 부여는 뇌의 신경전달물질인 도파민 시스템의 영향을 받습니다. 이 시스템에 문제가 생기면 의욕이 떨어지고, 흥미를 느끼기 어려워집니다. 신경해부학적으로 보면, 이러한 변화는 전두엽, 편도체, 뇌섬엽의 손상과 관련이 있습니다.

진료소나 요양원을 찾는 경도인지장애 환자의 39~51%가 무감정증을 보입니다. 즉, 경도인지장애 환자에게 무감정증은 흔하게 동반되며, 환자 본인과 보호자의 삶의 질을 떨어뜨리는 요인이 되기도 합니다.

무감정이 왜 중요할까?

과거에는 무감정증을 흔한 증상으로 여겨 간과하는 경우가 많았습니다. 그러나 최근 연구에서 무감정증이 치매 진행과 사망 위험을 높이는 것으로 밝혀지면서, 그 중요성이 점점 더 강조되고 있습니다.

감정이 과도하면 기억을 방해합니다. 그러나 기쁘거나 슬프다는 감정, 적절한 감정이 들어간 기억은 우리의 뇌에 더 명확하게 자리합니다. 마치 중요한 내용을 형광펜으로 강조하는 것처럼, 뇌가 감정이 들어간 경험을 중요하다고 인식하는 것입니다.

참고로 우울, 무감정, 불안은 경도인지장애의 대표적인 증상입니다. 그중 우울증은 가성 치매로 오해받기도 하고, 경도인지장애에서 신경 퇴행이 이미 시작된 후에 가속화하는 경우도 많습니다. 반면, 무감정과 불안은 초기 경도인지장애의 위험을 증가시키는 것으로 알려져 있습니다. 아밀로이드 축적과 상호작용하여 초기 단계에서 경도인지장애 발생 위험을 증가시킨다는 것이죠. 그러므로 아직

인지장애가 아니더라도 무감정과 불안이 나타나면 주의 깊게 관찰해야 합니다. 인지장애의 초기 지표가 될 수 있기 때문입니다.

무감정은 어떻게 관리하는 게 좋을까?

무감정증에는 약물 치료가 이렇다 할 성적을 내지 못하고 있습니다. 대신 음악 요법, 미술 요법, 다중 감각 행동 요법, 인지 자극 요법, 운동 요법 등이 추천됩니다. 문제는 동기와 의욕이 사라진 환자를 활동에 참여시키기가 쉽지 않다는 것입니다. 이 과정에서 지치는 환자와 보호자도 많습니다.

그럼 어떻게 해야 할까요? 먼저 환자의 체력 상태를 점검해야 합니다. 노화가 진행될수록 기혈이 모두 부족해지므로 더욱 무기력해지고 모든 일에 무관심해질 수 있습니다. 몸의 상태가 일정 수준 이상 올라와 있어야 무엇이든 시작할 수 있습니다. 다음으로는 감정, 행동, 인지 중 어느 한 부분이라도 에너지 레벨이 올라와 있을 때를 기다려야 합니다. 그때 작은 단위의 쉬운 활동과 가벼운 보상을 반복하면서 뇌를 일깨워 주어야 합니다.

6.

예민해지는 순간을 놓치지 말기

예민하다는 것은 자극에 민감하게 반응한다는 의미입니다. 그래서 예민한 사람은 자극 감지 센서가 정확하고 날카로워 섬세한 작업을 잘 수행하고는 합니다. 그러나 나의 예민함이 평소보다 높고, 너무 날카롭게 표출된다면 자극 감지 센서가 고장 난 건 아닌지 의심해 볼 필요가 있습니다. 의학적으로는 이를 '과민성 irritability'이라고 합니다.

과민성은 사실 경도인지장애 환자에게 쉽게 동반됩니다. 경도인지장애 환자의 인지 저하 가속화와 관련이 있다고도 여겨지기도 하고, 인지장애 발병에 선행하여 나타날 것으로 추측하기도 합니다. 그리고 과민성은 그냥 넘어갈 수 있는 일에 너무 예민하게 반응하여 분노로 표출될 가능성이 큽니다. 신경생리학적으로는 보상과 위협 반응이 깨질 때 나타난다고 하기도 하고, 도파민 등의 모노아민 전달에 문제가 있을 때 나타난다고 하기도 합니다.

　아무리 평온한 사람도 누구나 가끔은 과민해질 때가 있습니다. 하지만 그 빈도나 심각도, 지속 시간 등이 과해지면 병리적 상태로 보는 것입니다.

　과민성은 호르몬 변화가 심한 청소년기에 두드러지게 나타납니다. 생리 전에도 과민해질 수 있습니다. 그러나 과민성은 뇌의 발달과 퇴화에 따르므로 생애 전반에 걸쳐 나타납니다.

　예를 들어, 유아기의 아이들은 작은 일에 새파랗게 숨이 넘어갈 듯 웁니다. 뇌가 성숙하지 않아 감정 조절이 어렵기 때문입니다. 노인의 과민성은 뇌의 퇴화 과정에서 나타납니다. 조절 능력이 손상될수록 과민해지고 지속 시간도 길어지지요. 배가 고프거나, 어디가 아프거나, 잠이 부족한 등의 스트레스 상황에 놓이면 훨씬 심해집니다. 그러므로 자신이 경도인지장애 환자라면 내가 언제, 어떤 상황에 과민해지는지 의식해 보세요. 그리고 보호자는 어르신이 이런 스트레스 상황을 겪지 않도록 미리 세심히 살펴 주세요. 발현된 과민성을 진정시키는 일은 쉽지 않습니다.

7.

망상과 환각, 어떻게 대응할까?

망상과 환각은 경도인지장애 환자에게 흔히 동반되는 증상은 아닙니다. 하지만 이러한 증상이 발현되면 현실을 왜곡해 인지하기 때문에 큰 어려움을 겪을 수 있습니다. 자신의 머릿속에서 만들어 낸 상황을 철석같이 믿고 느끼면서 문제가 생기는 것이지요.

망상은 사고와 판단 기능과 관련되어 있습니다. 과거에 있었던 마음에 걸리는 일, 걱정거리, 바라는 것을 투영하기도 합니다. 환각은 지각이나 감각 기능과 관련되어 있습니다. 조현병에는 목소리에 대한 환각(환청)이 많지만, 인지 기능 저하에는 보이는 것에 대한 환각(환시)이 대부분입니다. 이런 증상을 보이는 사람에게 "그것은 논리적으로 맞지 않다."라고 알려주는 것은 그리 도움이 되지 않습니다. 오히려 보호자나 의사를 불신하게 만들 수 있습니다. 가볍게 공감해 주면서 자연스럽게 깨달을 수 있을 만한 단서를 알려 주는 정도가 좋습니다.

몸과 마음을 위한 생각 꾸러미 II

1) 당신은 어떻게 신체의 건강을 유지하고 있나요? 혈액 순환, 대사, 감각에 방해가 되는 상황이나 습관이 있나요?

____

____

____

2) 한 주간의 심리 변화를 의식해 보세요. 불안, 초조, 걱정, 과민, 혹은 감정이 둔화되었을 수도 있습니다. 특히 더 힘들게 느껴지는 상황이 있나요?

____

____

____

허숙자 씨는 올해 들어 참 이상합니다. 별것도 아닌 일로 자꾸만 병원 신세를 지게 됩니다. 몸이 아프니 자주 의기소침해지고 무기력해집니다. '뭐 좀 만들어 먹어 볼까.' 하면 가스불 끄는 걸 깜빡해서 냄비를 태워 먹기도 하고, 이런 일이 반복되니 요리에도 자신이 없어집니다. 밥하기도 귀찮고 입맛도 점점 없어집니다. 예전에는 모든 걸 빠릿빠릿하게 잘하던 사람이었는데 '이렇게 세월이 가는구나.' 싶습니다.

사람은 누구나 인생의 봄, 여름, 가을, 겨울을 겪습니다. 그러니 지나간 봄을 하염없이 아쉬워하지도, 매서운 찬바람에 맞서 쓰러지지도 마세요. '그동안 내 몸이 참 고생 많았구나.' 하면서 더 많이 신경 쓰고 아껴 주세요. 잘 먹고, 잘 자고, 잘 배출하는, 기본에 충실한 나만의 생명력을 되찾아야 합니다.

6장

온전한 치유를 향해

: 생명력을 회복하는 한의학적 관리법

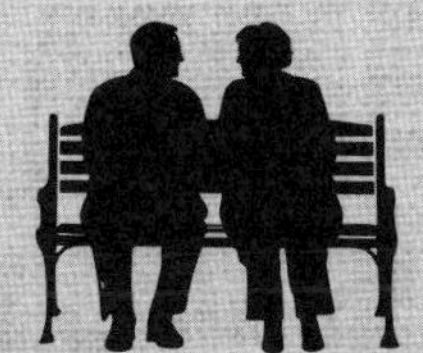

1.

한의학에서 바라보는 회복의 관점

한의학의 관점에서 삶의 질을 저하하는 질환과 질병은 치료보다 치유가 우선입니다. 치료는 의학적 행위라는 외부의 힘을 통해 병을 고치는 것입니다. 그리고 치유는 내면의 회복과 회생력을 개선하게 하여 자연스럽게 낫게 하거나 온전해지게 하는 방법을 말합니다.

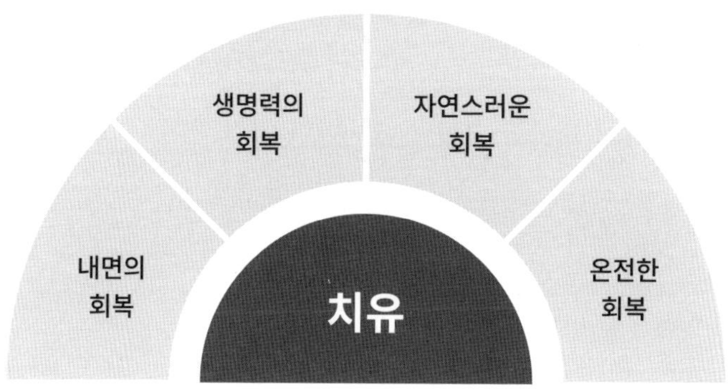

한의학은 '어떻게 하면 질병이 더 심해지지 않도록 할까'를 고려하면서, 살아 나가려는 힘(생명력)을 회복하게 하여 스스로 치유되는 조건과 환경을 만드는 데에 주안점을 둡니다. 구체적인 치료법이 정립된 질병을 치료할 때도 환자의 성별, 나이, 성정, 말랐는지 살이 쪘는지 등을 따져 치료합니다. 구체적인 치료법이 정립되지 않은 질병이라면 더더욱 그 병을 앓고 있는 사람을 주목합니다.

그중 치매는 병리적 상황이 매우 복잡하여 구체적인 치료법을 내세우기 어려운 질병입니다. 하지만 분명한 건 치매 환자 대부분이 본허표실本虛標實, 즉 근본이 허약해진 상태에서 뇌 기능이 손상된 상태라는 점입니다. 이 장에서는 치매 환자의 '스스로 치유할 수 있는 조건과 환경을 만드는 방법'을 이야기하려고 합니다. 천천히 살펴봅시다.

순환의 흐름을 깨지 않는 올바른 구조

우리 몸의 해부학적 구조와 생리 기능은 밀접하게 연결되어 있습니다. 따라서 체형의 균형이 무너지면 기의 흐름이 막혀 각종 질병이 생길 수 있습니다. 또한 신경, 혈관, 림프의 순환도 체형 변화에 따라 크게 달라집니다. 이 세 가지 순환을 개선하면 질병을 초래했던 몸의 환경을 바꿀 수 있습니다.

특히 치매의 진행을 막기 위해서는 뇌에 신선한 혈액이 잘 순환하는 것이 중요합니다. 뇌로 가는 혈액의 흐름에 막힘이 없어야 합니다. 그래야 뇌에 산소와 영양분이 충분히 공급되고, 불필요한 찌꺼기가 쌓이지 않으며, 면역 체계가 정상적으로 작동합니다.

내 몸의 중심이 되는 나의 마음

마음 건강도 놓치면 안 됩니다. 우리의 몸, 마음, 뇌는 서로 밀접하게 연관되어 있습니다. 분리된 것이 아닙니다. 《동의보감》에서는 사람의 마음을 '하늘의 북두칠성 같은 역할'을 하는 것이라고 표현했습니다. 그래서 한의학에서는 마음, 즉 감정이 신체에 실질적인 영향을 미치고, 지나치거나 모자라면 병리적인 변화를 만들 수 있다고 봅니다. 예를 들어, 분노하는 감정이 간과 신장을 상하게 하고 기억의 저장능력을 방해한다고 보지요. 슬픔은 폐와 간을 상하게 하고 기억의 인출능력을 방해한다고 봅니다.

한의학에서는 인간의 몸 모든 장부臟腑에 각각의 신神이 깃들어 있으며, 그중 심장은 신의 작용을 총괄하는 중심으로 봅니다. 즉, 심장이 혈액 순환을 관장할 뿐 아니라 기쁨, 슬픔, 분노, 놀람 등 여러 감정을 조절하는 정신 기능까지 관장한다고 보는 것이죠. 참고로 장부는 해부학적인 장기를 뜻하는 것이 아니라, 각 장기가 담당하는 기능과 생리적·정신적 시스템 전체를 포괄합니다. 그리고 치매는 신지神志의 병변에 속한다고 봅니다.

생명력을 키우는 정미로운 영양과 신선한 호흡

생명력을 키우고 활성화하려면 호흡과 영양이 중요합니다. 건강한 재료로 필요한 영양분을 섭취하고, 남은 찌꺼기는 적절히 배출해야 합니다. 맑고 깨끗한 공기로 산소를 공급하고, 체내 가스와 이산화탄소를 원활히 배출해야 합니다. 즉, 영양과 호흡의 축적과 소모가 조화를 이루어야 몸의 생명력이 유지됩니다. 더 나아가 진액의 형태를 거쳐 생명 활동의 근간이 되는 '곱고 잘 흡수되는 영양'인 정精이 충만해야 합니다. 그러므로 음식으로 영양을 충분히 섭취할 수 있도록 양질의 음식과 튼튼한 소화기가 필수입니다.

음양의 조화와 균형

음양이 조화롭고 균형적이어야 합니다. 많은 사람이 음양이라고 하면 어렵고 신비로운 것으로 생각합니다. 그러나 음양은 어려운 개념이 아닙니다. '교감과 부교감', '동화와 이화', '브레이크와 액셀' 같은 일종의 부호 체계로 생각하면 좋습니다.

태양이 하염없이 이글거리는 날이 계속되면, 태양의 뜨거운 기운만 가득하게 되어 논밭의 식물들이 말라 죽게 됩니다. 인체로 따지면 대사 기능이 항진되어 갑상샘 항진증이 발생하는 것입니다. 그러면 영양이 결핍되고, 근육량이 줄고, 뼈가 약해질 가능성이 큽니다. 양 체질인 사람은 말과 행동이 빠르고 민첩하며, 비밀을 감출 수 없을 만큼 입이 가볍고, 음식을 많이 먹고 자주 먹어도 금방 배가 고프고, 살이 잘 찝니다. 이런 경우, 대사 항진과 조증이 발생할 가능성이 큽니다.

반대로 연일 비가 내리고 어두운 날이 계속되면, 습해져 부풀어오르고, 질척거리고, 곰팡이가 피고, 벌레들이 번식해 썩게 됩니다. 인체로 따지면 대사 기능이 저하되며 염증이 자주 발생하는 것입니다. 그러면 고지혈증, 고콜레스테롤, 당뇨, 종양이 생길 가능성이 큽니다. 음 체질인 사람은 말이 적고, 움직이거나 운동하는 것을 싫어하고, 생각이 많고, 속내를 잘 드러내지 않습니다. 이런 경우, 비만하거나 우울증에 걸릴 가능성이 큽니다.

햇빛이 나고 얼마간의 비가 내리기도 하는 좋은 날을 떠올려 보세요. 음과 양이 조화로우면 자연계는 생명력을 회복합니다. 우리의 삶과 건강도 똑같습니다. 활동량이 많았다면 그만큼 쉬고 잠자는 시간을 늘려야 합니다. 또 많이 쉬었다면 어느 정도 몸과 정신을 사용하는 활동을 늘려야 합니다. 그것이 조화로운 삶입니다. 양 체질인 사람은 음의 활동을, 음 체질인 사람은 양의 활동을 늘려 균형과 조화를 맞추는 것이 좋습니다.

현대사회에서는 음양의 부조화가 복잡하게 얽힌 질병들이 자주 나타납니다. 그래서 경도인지장애 환자를 치료한다면, 영양을 잘 보충해야 하는 사람과 대사성을 개선해야 하는 사람을 분별하여 치료 계획을 세워야 합니다. 예를 들어, 영양이 부족한데도 고지혈증이나 고콜레스테롤이 동반된 환자라면 고운 영양으로 보충해 찌꺼기가 남지 않도록 해야 합니다. 고지혈증이나 고콜레스테롤을 줄여주는 음의 기능을 늘리면서 양의 기능을 도와줄 수 있는 정교한 치료 방법을 적용해야 합니다.

삶의 질을 높이는 미병 치료

양생과 예방을 게을리하지 말아야 합니다. 항상 몸을 아끼고 튼튼히 관리해 질병으로 넘어가기 전 단계에서 멈추어야 합니다. 경도인지장애 초기라면 적절한 치료와 함께 매일매일 양생법을 실천하세요. 집 근처 한의원에 주치의 선생님을 두는 것도 좋습니다. 가까이 있어 쉽고 편하게 주치의를 찾을 수 있으면 꾸준히 건강을 관리할 수 있습니다.

2.

따뜻한 이완의 힘, 뜸 치료

경도인지장애에 한의학 치료가 유리한 이유 중 하나는 다양한 비약물적 치료법을 병행할 수 있다는 점입니다. 그중 뜸 치료는 수천 년 동안 활용되어 온 전통적인 치료법으로, 부작용 발생이 적고 양호한 치료 효과가 있습니다. 다만 뜸 자극을 가해서는 안 되는 특정 혈자리가 존재하며, 시술 부위의 위생 관리가 미흡할 경우에는 감염이나 화상의 위험이 발생할 수 있습니다. 따라서 뜸 치료는 반드시 숙련된 한의사의 진단과 지도 하에 안전하게 시행되어야 합니다.

쑥뜸, 스티커뜸, 왕뜸, 전자뜸 등 다양한 형태의 뜸 치료가 가능하며, 모두 경혈점에 온열 자극을 가합니다. 예로부터 뜸 치료는 만성병의 치료에 효과가 좋다고 알려져 왔습니다. 최근의 연구를 통해 신경계, 내분비계, 면역계에 작용하여 인체의 항상성을 유지하도록 도와준다는 것도 밝혀졌습니다.

인지 기능을 개선하는 뜸 치료의 원리

뜸 치료는 통증과 염증을 조절할 뿐만 아니라, 인지장애 개선에도 도움이 됩니다. 뜸을 뜨면 좌우 해마와 후대상회posterior cingulate gyrus, PCG의 신경 세포가 자극되어, 시상 기능을 활성화해 기억력 향상에 도움이 되기 때문입니다. 또한, 자아 인식이나 기억 회상에 관련된 디폴트 모드 네트워크default mode network, DMN, 시각 정보 인식과 처리에 관련된 비주얼 네트워크visual network, VIN, 피질하 네트워크subcortical network, SCN 내의 뇌 활동을 조절해서 경도인지장애 환자의 인지 기능을 개선하기도 합니다. 인지와 관련된 뇌의 여러 영역의 연결을 개선하고, 과활성화를 정상화하기도 합니다.

많은 연구에서 백회, 관원, 족삼리, 현종, 대추, 명문, 태계혈 등에 대한 뜸 치료를 권장하고 있습니다. 어떤 연구에서는 경혈점이 아닌 부위에 뜸을 시행한 후에도 긍정적인 변화를 보였다는 보고가 있습니다. 이는 비록 정확한 경혈점은 아니더라도, 뜸으로 인한 국소적 온열 및 화학적 자극이 신체를 이완시키고 심리적 안정감을 갖게 하며, 자극 부위가 경락상에 위치하여 장부 기능과 기의 순환에 영향을 미칠 수 있기 때문입니다.

3.

머리는 맑게 장은 편안하게,
침 치료

침 치료는 가장 대표적인 비약물 치료입니다. 침은 머리에 직접 맞기도 하고, 관련된 혈을 몸에서 찾아 맞기도 합니다. 침을 놓는 혈자리를 '경혈점'이라고 합니다. 대부분 기와 혈이 움직이는 통로가 되는 경락에서 경혈점을 찾습니다. 경락은 몸의 안과 밖, 위와 아래, 오장육부 조직을 연결하고 통하게 하는 인체 조직 구조의 중요한 구성 부분입니다.

머리부터 목까지의 순환을 돕는 '국소 순환 침 치료'

머리 각 부위의 여러 혈자리를 자극하는 것은 뇌 영역 간 연결성을 강화하고, 뇌의 혈액 순환을 원활히 하는 데에 도움이 됩니다.

긴장감과 스트레스에 노출되어 생활하다 보면 목이 뻣뻣해지고, 고개를 숙인 자세로 컴퓨터를 쓰거나 휴대전화를 보게 되면 목덜미와 어깨 부위의 근육이 경직됩니다. 이처럼 후두부와 목덜미, 승모근이 바짝 긴장되고 뭉쳐있는 상태에서는 뇌로 가는 혈관이 압박받아 뇌 혈류에 장애가 생깁니다. 이때는 주변 근육을 풀어 주는 순환 침 치료가 효과적입니다.

손가락 끝으로 두피를 톡톡톡 두드리고, 마사지 볼로 안면과 두피를 고루 문지르고, 귀를 잡아당기거나 목을 돌리는 운동도 도움이 될 수 있습니다. 목 운동을 할 때는 목을 최대한 늘리고 쇄골 부위에 턱이 닿게 한다는 생각으로 시계 방향과 반시계 방향으로 돌리세요. 가슴의 흉곽도 함께 움직이도록 반복하면, 경동맥에 쌓인 찌꺼기를 풀어내 혈액 순환을 개선할 수 있습니다.

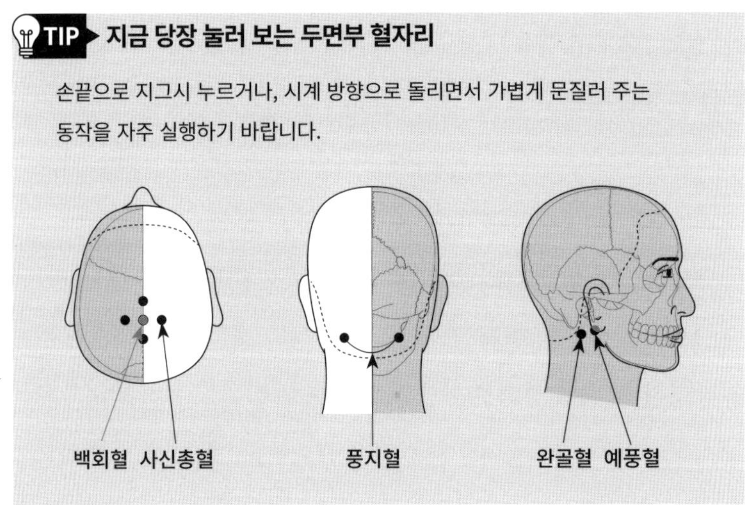

전신을 조절하는 '경혈 침 치료'

한의학의 많은 이론이 국소와 전체, 즉 뇌와 전신을 당연하게 연결하고 있습니다. 그래서 경도인지장애에도 국소 뇌 주변과 더불어 전신 오장육부와 관련된 경혈점을 치료하고 있습니다. 생명력을 키우고 활성화하는 데는 '얼마나 좋은 영양분을 섭취할 것인가'와 '얼마나 맑고 깨끗한 공기를 마시는가'에 달렸습니다. 또한, 음식물의 찌꺼기와 영양을 흡수한 뒤 남은 찌꺼기 그리고 체내 가스와 이산화탄소를 얼마나 잘 배출하느냐에 따라서도 생명력에 차이가 생깁니다.

구체적으로 음식의 소화와 흡수에 관여하는 비장, 위장, 간장, 담낭, 그리고 공기를 마시고 뱉어내는 기능을 주관하는 폐와 대장, 필요한 영양분과 산소를 전신 세포와 조직과 장부에 공급하는 심장, 호르몬을 생성하여 생명력을 유지하고 혈액 속의 대사산물을 배설하여 혈액을 깨끗하게 하는 신장과 방광은 각각의 고유한 생리 기능을 담당하면서 뇌 기능을 정상화하는 역할을 한다고 볼 수 있습니다.

오장육부는 서로 밀접한 관련성을 갖고 있어서 한 곳에 문제가 생기면 다른 곳에 질병이 생기거나 악화합니다. 이에 경혈 침 치료는 어느 장부의 기능도 과하거나 부족함 없이 조화롭게 균형을 맞춰 줍니다.

삼시 세끼 잘 먹게 하는 '소화 침 치료'

'음식을 잘 먹어야겠다'라고 생각하게 하는 비장과 음식을 소화하게 하는 위장의 기능은 매우 중요합니다. 경도인지장애 환자뿐 아니라, 치매가 꽤 진행된 환자에게도 가장 중요한 것이 '식사'이기 때문입니다.

앞서 지중해식 식단을 비롯하여 인지 기능 개선에 도움을 줄 수 있는 영양 성분을 소개했습니다. 하지만 아무리 좋은 음식도 잘 흡수하지 못하면 아무 소용이 없습니다. 병의 예후는 '일정 수준의 영양분이 있는 식사를 얼마나 꾸준히 잘 유지할 것인가'에 달렸습니다. 어떤 이유에서든 삼시 세끼의 식사를 제대로 하지 못하면 체력이 저하되면서 인지장애가 심해집니다. 치매 환자를 돌보는 가족이라면 누구나 경험으로 잘 알 것입니다.

한의학에서는 이미 오래전에 인체의 모든 장부와 기관이 유기적으로 연결되어 있다고 보며, 특히 소화기 시스템과 뇌 기능의 관계를 강조해 왔습니다. '장-뇌 축 이론'이 대두되었을 때도 한의학계에서는 '이런 당연한 사실을!'이라는 반응이 대다수였습니다.

소화 침 치료는 장내 세균총의 불균형을 개선하여 뇌 기능을 향상하는 것과 동시에, 전신 균형을 바로잡고 오장육부의 활동력을 높여 생명력 회복의 출발점을 다스리는 큰 의미가 있습니다.

4.

면역 전반을 표적화하는 복합물, 한약 치료

한약은 수천 년 전부터 누적되어 온 임상 경험으로 인정된 치료법입니다. 그러나 노인의 경우는 투약 전후에 더 세심하게 살펴야 합니다. 아무래도 건강한 일반 성인과 비교하면 완충이 적기 때문입니다.

한약의 특징은 복합물로서 여러 성분이 다양한 표적에 동시에 작용하는 '다중 표적Multi-component, Multi-target'을 한다는 점입니다. 연구가 어렵기는 하지만, 인체에 작용할 때는 효과적입니다. 특히 발병 기전이 복잡한 질병일수록 하나의 기전만을 표적화한 합성의약품으로는 치료가 어렵습니다. 단일 식품만을 지속 섭취하는 것보다 지중해식 식단을 통해 다양하고 꾸준하게 관리하는 것이 더 효과적인 것과도 비슷한 맥락으로 볼 수 있습니다.

경도인지장애의 한약 치료는 환자의 임상 증후나 변증에 따라 다양한 처방이 가능합니다. 그리고 기본적인 처방을 하더라도 환자

개개인에 따라 약재의 구성과 용량을 달리할 수 있다는 것도 한약 치료의 장점입니다.

건강한 식습관으로 이루는 '식보'

《동의보감》에서는 "정충精充하면 기장氣壯하고, 기장氣壯하면 신명神明한다"라고 했습니다. 호르몬(고운 영양)이 충만하게 되면 기운이 굳세어지고, 기운이 굳세어지면 정신이 맑아지고 정신력이 강화된다는 뜻입니다.

반대로 음식을 적절히 섭취하지 못하여 곱고 잘 흡수되는 영양이 부족해지면 기운이 왕성하지 못하게 됩니다. 기운이 왕성하지 못하면 면역력과 피로 해소 기능이 저하되고, 정신적인 기쁨이나 즐거움이 줄어들어 의욕이 없어집니다. 그러므로 건강한 식습관으로 정을 충만하게 하는 '식보食補'야말로 정신력을 강하게 만들어 주고 면역력을 강화하는 최고의 방법입니다.

보태는 보약과 지키는 보약

인지장애의 회복을 위해 정충精充하는 것은 매우 중요한 일입니다. 음식물을 섭취하면 위장이 움직이고 위액이 분비되면서 음식물이 죽과 같은 형태로 만들어집니다. 그렇게 음식물은 진액의 형태를 거쳐 세포액을 만들고, 호르몬을 만들고, 혈액을 만들어 생명 활동의 근간이 되는 '정精'을 만들어 내지요. 이는 마치 산유국에서 원유를 수입하여 여러 공정을 거쳐 바셀린도 만들고, 등유, 경유, 휘발유, 항공유 등으로 만들어 편의대로 사용하는 것과 비슷합니다. 음식물을 원유로 삼아 일차 소화하여 얻은 진액을 각각의 장기에서 그들이 필요로 하는 진액으로 만들어, 각각의 장기들이 제 기능을 하는 것이죠. 뇌에 영양을 공급하거나 뇌척수액을 만드는 것도 포함됩니다.

진액은 부족하지 않아야 합니다. 진액의 소모가 많아지더라도 보충될 수 있도록 일정 수준으로 유지되어야 합니다. 그러므로 식보를 할 수 있도록 침, 뜸, 약으로 소화 흡수의 기능을 도와주어야 합니다. 그리고 치아의 손실은 뇌 기능을 현저히 떨어뜨립니다. 치과 치료를 통해 씹는 기능이 저하되지 않도록 신경 써야 합니다. 그럼에도 부족하다면 반드시 보약이 필요합니다.

일반적으로 보약이라고 하면 보충하는 의미의 '도울 보(補)' 자를 써서 부족한 것을 채운다는 뜻으로 이해합니다. 그러나 경도인지장애 환자라면, 지킨다는 의미의 '지킬 보(保)' 자를 쓰는 것으로 생각을 전환하는 게 치료에 도움이 됩니다. 확보한 에너지를 일정 상태로 유지하는 것이 중요하기 때문입니다.

한의학에서 보약을 쓴다고 할 때 그 실제적인 내용은 '보태는 보약'과 '지키는 보약' 두 종류가 있습니다. 보태는 보약은 '진단을 통해 부족한 부분을 찾아내어 보충하는 것'이고, 지키는 보약은 '일정한 상태를 유지하기 위해 꾸준히 보충하는 것'을 의미합니다. 물론 음식을 통할 수도 있습니다. 어떤 방법으로든 에너지를 일정한 수준으로 유지하면 됩니다. 또한, 보정保精이 되어 침이 마르지 않고 눈, 귀, 코, 피부가 건조하지 않게 보습 상태를 유지해야 합니다.

인지 개선을 위한 주요 한약재

한약은 오랜 기간 인지장애를 관리하는 데 사용되어 왔습니다. 자주 사용되는 약재는 인삼, 석창포, 원지입니다. 인삼은《신농본초경》에서 오장을 보하고 정신과 혼백을 안정시키며 심장을 열어서 지혜를 북돋는다고 쓰여 있습니다. 대표적인 식물성 아답토젠(신체가 다양한 형태의 스트레스에 적응하도록 돕는 천연 물질)이기도 합니다. 석창포는《신농본초경》에서 오장을 보하고 심장의 순환을 원활하게 한다는 의미로 심장에 구멍을 뚫는다고 하였고, 원지는《명의별록》에서 심기를 안정하고 경계를 멈춘다고 하였습니다. 모두 전통적으로 인지 개선을 목적으로 사용되었고, 심장과 마음을 편안히 하여 건망증과 수면 장애를 개선한 것입니다.

최근에 밝혀진 메커니즘으로는 항산화, 항세포사멸, 항신경독성, 항세포독성, 항염증, 알츠하이머병 관련 병리의 완화, 시냅스 보호 및 다양한 신호 전달 경로를 통한 신경 세포의 상향 조절이 있습니다.

천마와 복령도 중요한 약재 중 하나입니다. 두 약재는 모두 균사체를 기반으로 하여, 미생물과의 건강한 접촉으로 장 면역력을 높입니다. 복령은 전통적으로 체내 수분 대사를 정상화하는 약재입니다. 림프계의 순환과 뇌의 항염, 항산화 작용을 돕는다고 알려져 있습니다. 천마는 주성분인 가스트로딘이 신경 염증과 타우 병리를 완화하고, 뇌신경 세포와 혈액-뇌 장벽의 구조와 기능을 회복시킨다고 알려져 있습니다. 학습과 기억 능력이 개선되는 것입니다.

5.

건강한 몸에 건강한 뇌가 깃드는, 교정 치료

한의학에서는 질병을 예방하고 치료하는 데 있어, 신체의 구조와 기능이 균형과 조화를 이루도록 생활하는 것을 중요하게 여깁니다. 신체 기능이 원활하게 작동하도록 바른 체형을 갖추는 것이 필요하다는 이야기입니다.

전신을 교정해야 하는 경우도 있습니다. 이때 가장 중요한 것은 경추와 턱관절 교정입니다. 여기에 척추 전반, 특히 천추를 바로잡아 뇌척수액의 흐름을 원활하게 하면 좋습니다.

💡TIP ▶ 지금 당장 할 수 있는 자가 교정법

- 음식은 반드시 양쪽 어금니로 균등하게 씹기
- 좌우 어금니에 껌 하나씩 물어 합쳐지지 않도록 씹기
- 고개를 살짝 젖히면서 입을 벌렸다가, 머리를 바로 하며 입을 다무는 턱 스트레칭
- 입을 벌렸다가 닫으며 귓불 잡아당기기

모양이 변하면 기능도 변한다

한의학에서 구조란 해부학적인 모양과 형태 즉, 체형입니다. 세포의 형태부터 어깨, 척추, 턱관절의 균형 모두를 포함합니다. 한의학에서 기능이란 영양의 흡수, 전달, 배설을 중심으로 오장육부의 정상적인 생리 기능이 잘 이뤄지게 하는 것을 말합니다. 이들의 체형과 기능을 다른 용어로 '형기形氣'라고 합니다.

빌딩 숲을 떠올려 보세요. 빌딩 숲의 바람은 무척 셉니다. 빌딩에 막힌 바람이 빌딩과 빌딩 사이로 모여 움직이기 때문입니다. 형태의 변화로 인해 기가 변화하여 나타나는 형상과 비슷합니다.

이번에는 벽에 액자를 거는 모습을 상상해 보세요. 액자를 걸기 위해 벽에 못을 박을 생각이면 망치를 사용하는 게 좋습니다. 나사못을 쓸 생각이면 망치가 아니라 드라이버를 사용해야 힘이 덜 듭니다. 못을 드라이버로 돌리거나, 나사못을 망치로 박을 수도 있겠죠. 어떤 방법이 더 좋다 나쁘다를 말하려는 것이 아닙니다. 어떤 때에 어떤 방법이 더 효율적인가를 말하는 것입니다. 또, 나사못은 어떤 방향으로 돌리느냐에 따라서, 즉 힘을 어떻게 주느냐에 따라서 단단하게 고정되기도 하고 빠져 버리기도 합니다. 시계 방향으로 돌리면 조여져서 고정이 잘 되고, 반시계 방향으로 돌리면 풀어지는 것입니다. 이는 모양이 변하면 기능도 변한다는 만물의 이치를 잘 설명해 줍니다. 인체도 세포, 장기, 관절의 모양이 어떻게 변화하느냐에 따라서 그 기능이 좋아지기도 하고 나빠지기도 합니다.

상대방과 대화하다가 화가 나서 주먹을 꽉 쥐고 있으면 어떻게 될까요? 얼굴이 붉어지고 혈압이 오릅니다. 이 상태를 지속하면 아마 손가락에 혈액이 잘 돌지 않아 저리다가 마비가 오고, 머리 쪽으로 기운이 몰리면서 눈이 충혈되고, 귀가 먹먹하게 되어 두통이 생길 것입니다. 그렇다면 쥔 주먹을 풀고 화를 가라앉히면 어떻게 될까요? 쥐었던 손가락이 펴지면서 혈액이 돌고, 화를 내서 머리 쪽으로 올라갔던 기운이 완화되면서 머리, 눈, 귀의 불편한 증상들이 자연스럽게 없어질 것입니다. 즉, 쥔 주먹을 펴듯이 관절의 형태를 교정하고 편안한 마음을 갖는다면 어떤 의학적 조치나 약을 먹지 않고도 불편한 증상들을 없앨 수 있습니다.

체형이 망가지면 순환이 막힌다

아무리 대관령의 고랭지 배추가 풍년이어도 배추를 시장까지 옮겨 주는 트럭 회사가 파업한다면 소비자는 배추를 구할 수 없게 될 것입니다. 마찬가지로 뇌로 보내야 하는 산소와 영양분, 에너지가 충만해도 신경, 혈관, 림프의 순환이 원활하지 않으면 뇌의 기능이 떨어집니다.

신경, 혈관, 림프의 순환에 바른 자세가 얼마나 중요한지는 일상생활에서 쉽게 찾아볼 수 있습니다. 나쁜 자세를 지속하거나 외부 충격으로 디스크가 압박되면 신경이 눌려 심한 저림증이 발생합니다. 또 팔베개하고 잠을 자면 손이 저려서 깨게 됩니다. 움직임 없이 누워만 지내면 림프 순환이 잘 안 되어 몸이 붓기도 하죠.

따라서 경도인지장애가 있다면 자신의 체형이 바른지부터 확인해 봐야 합니다. 전면 거울 앞에서 차렷 자세로 서 보세요. 그리고 양 귓불과 좌우 입꼬리가 수평인지, 목과 턱의 좌우 균형이 맞는지를 확인해 보세요. 또 이마의 중심, 입술의 중심, 배꼽이 같은 선상에 놓여 있는지도 확인해 보세요. 몸의 대칭이 맞지 않는다면, 뇌 쪽으로 향하는 신경, 혈관, 림프의 순환을 방해하는 체형으로 변한 것을 알아차려야 합니다. 스트레칭, 운동, 마사지, 물리치료, 그리고 추나 등의 체형 교정 치료를 통해 좌우 대칭이 되는 체형으로 복원하는 것이 필요합니다.

굽고 단단하게 굳은 등 근육은 펴고 풀어내야 합니다. 등의 양쪽에 있는 견갑골(삼각형으로 된 어깨뼈)을 몸의 중앙에 있는 척추 쪽으로 근접하도록 해 봅시다. 그렇게 하면 앞쪽을 향하던 양쪽 어깨가 뒤로 젖혀지며 자세가 바르게 됩니다.

침대나 책상의 가장자리를 받침대 삼아 등을 대고 앉아 만세 부르듯 양팔을 올려 뒤로 젖힌 다음 뒷머리를 떨군 자세도 효과적입니다. 이 상태로 등을 좌우로 움직이는 것도 좋습니다. 단단하게 박혀 있는 못을 집게로 잡아 좌우로 흔들흔들하며 빼듯 움직여 보세요. 완고하게 박혀 있던 못이 조금씩 빠지는 것처럼, 경직되어 있던 등 근육도 풀립니다.

6.

병이 생기기 전에,
양생법

한의학에서 중요하게 여기는 개념 중 하나는 '치미병'입니다. 아직 병이 아닐 때, 병이 발생하거나 진행되지 않았을 때 미리 치료하는 것을 말합니다. 여러 번 반복되어 다들 눈치채셨겠지만, 경도인지장애와 치매는 치미병의 관점으로 접근해야 합니다. 그리고 이를 위해 필요한 것이 양생법養生法입니다.

다양한 양생법 중에 경도인지장애 환자에게는 '고치법叩齒法'을 강조하고 싶습니다. 고치법은 입을 다문 상태에서 윗니와 아랫니를 가볍게 부딪쳐 침이 고이게 한 뒤 삼키는 것으로, 치아 건강뿐 아니라 전신 건강과 정신 건강으로 확장되는 양생법입니다.

건강군과 경도인지장애군의 고치법 시행 전후에 뇌 기능 영상을 비교한 연구가 있습니다. 하루 두 번 30초씩 총 4주간 훈련한 결과, 건강군과 경도인지장애군 모두 뇌 활성도가 증가하고, 기억의 정확도도 상당히 증가한 것을 확인할 수 있었습니다. 이는 고치법 훈련이 기억력을 향상시킬 수 있음을 의미합니다.

예전에는 씹어 삼키는 동작을 소화 기능과만 연결했습니다. 그러나 최근에는 인지 기능과의 관련성을 제시하는 연구들이 종종 보입니다. 2018년 일본 치과학 연구에서도 씹기가 많은 양의 감각 정보를 뇌로 전달하고, 해마의 학습 및 기억 능력을 유지하는 데 효과적이라고 하였습니다. 자발적으로 이를 맞부딪쳐 씹는 저작 활동이 구강에서 중추신경계로 감각 입력을 전달하고, 타액선에서 여러 성장 인자를 증가시키기 때문입니다.

《동의보감》의 〈신형문〉에는 "치아를 맞부딪쳐 신神을 모은다. 입에서 침이 생겨 신기神氣가 가득 차면, 곧 입안에서 크게 돌려 삼킨 후 단전으로 들여보내 원양元陽을 보한다"라고 쓰여 있습니다. 《동의보감》에서 신神을 설명하는 구절들을 보면, 신은 우리 몸의 주재자로, 왕성하면 건강하고 병이 적으며 눈과 귀가 총명하고 늙어도 건강하다고 합니다. 또 《의방유취》의 〈오장문〉에는 "이를 부딪친다는 것은 전신의 부정한 기운을 제거하는 것이며, 침을 삼킨다는 것은 육부의 지극한 정精을 보충하는 것이다"라고 쓰여 있습니다. 한의학에서 침(타액)은 뇌를 보익하는 정精을 저장하는 데 필수적입니다. 참고로 《의방유취》는 조선 시대에 국가에서 만든 의학서로 당대의 지식을 총망라했을 뿐 아니라, 《동의보감》으로 이어진 우리나라 고유 양생 의학의 출발점이기도 합니다. 가장 한국적인 것이 가장 세계적인 것이라는 새로운 시대의 흐름에 맞게, K-양생을 다시 강조해 봅니다.

경도인지장애 예방을 위한 활동 꾸러미

1) 백회혈과 풍지혈(170쪽)을 3회씩 눌러 봅니다. 조금 더 아픈 부분이 있다면 그 부분을 의식하여 호흡을 집중하고 3회 더 눌러 봅니다.

2) 고치법은 어렵지 않습니다. 아래 설명을 따라 지금 바로 한 번 해 보세요. 그리고 일주일간 매일 아침 실행해 보세요. 하루 중 편안한 때에 해도 괜찮습니다. 10회부터 시작해 30회 정도로 늘려 보세요.

- 입을 살짝 다물고 턱에 힘을 뺀 채로 시작합니다.
- 가볍게 입술을 붙인 상태에서 위아래로 치아를 딱딱 부딪칩니다.
- 치아가 손상되지 않도록 지그시 깨물면서 머리로 진동을 느끼며 강도를 조절합니다.
- '내가 지금 더 건강해지고 있구나.', '나의 뇌가 자극되고 있구나.', '오늘은 어제보다 더 나은 하루가 되겠구나.' 하며 긍정적인 생각으로 즐겁게 시행합니다.
- 입술을 붙인 상태 그대로 혀를 입안에서 돌려 침을 충분히 만듭니다. 그리고 치아와 잇몸을 부드럽게 훑어 모아 세 번에 나누어 침을 삼킵니다.

맺음말

지금 아프고 힘든 게 당장은 너무 불편하고 괴롭겠지만, 자기 자신을 아끼고 살피면서 더 건강해질 기회가 될 수도 있습니다. 꼭 그렇게 하셨으면 좋겠습니다. 희망을 잃지 않는다면 언제나 행복은 가까이에 있습니다.

- 세종의 작은 진료실에서, 오지현

뇌는 가족을 나의 일부로 인식한다고 합니다. 그래서 우리가 가족의 아픔과 상황을 객관적으로 바라보고 더 적절히 대응하기 어려운지도 모릅니다. 이 책이 가족의 마음까지 함께 느끼고 이해하는 작은 계기가 되면 좋겠습니다.

- 싱가포르 출장길에, 김태형

‘티끌 모아 태산’과 ‘마지막 지푸라기가 낙타의 등을 부러뜨린다’는 속담은 우리 삶에서 아주 작은 것들이 얼마나 큰 의미와 영향을 가지는지를 알려줍니다. 하루의 작은 알아차림과 사소한 습관의 변화가 모여 건강한 몸과 마음이 찾아옵니다. 이 책이 여러분의 치유 여정에 따스한 이정표가 되길 바랍니다.

– 치악산 정기를 담은 우거에서, 김명동

“당신의 시각과 감각, 기억을 따라 책에 몰입하고, 몸의 흐름과 리듬에 귀 기울여 보세요. 나의 건강을 의식하는 힘, 그것이 회복의 시작입니다.”

– 관악산 연구실에서, 김홍기

참고 문헌

—————————————————————————— 1장 ——————————————————————————

- 캐슬린 테일러, 《치매: 우리가 직면한 이 질병에 관한 최신 과학》, 강병철 역, 김영사, 2023.
- 휘프 바위선, 《치매의 모든 것》, 장혜경 역, 푸른숲, 2022.
- KBS 생로병사의 비밀 제작팀, 《치매 쇼크 치매 혁명》, 에이엠스토리, 2021.
- 이다영. "초미세먼지 농도 계절관리제 도입 이래 최저치 기록", 환경부 카드뉴스, https://www.me.go.kr/home/web/board/read.do?menuId=10392&boardMast erId=713&boardCategoryId=&boardId=1724260, 2025.04.18.
- Lee Sang-Hun. (2020). The current state and prevention strategies of traumatic brain injury(TBI) in Korea, 질병관리본부, 2020.
- Knopman, D. S. (1998). 〈The initial recognition and diagnosis of dementia. The American journal of medicine〉, 104(4), 2S-12S.
- Livingston, G., Huntley, J., Liu, K. Y., Costafreda, S. G., Selbæk, G., Alladi, S., ... & Mukadam, N. (2024). 〈Dementia prevention, intervention, and care: 2024 report of the Lancet standing Commission〉, The Lancet, 404(10452), 572-628.
- Stuerenburg HJ, Ganzer S, Arlt S, Müller-Thomsen T. 〈The influence of smoking on plasma folate and lipoproteins in Alzheimer disease, mild cognitive impairment and depression〉. Neuro Endocrinol Lett, 2005 Jun;26(3):261-3.
- Taylor, S. E. (1983). 〈Adjustment to threatening events: A theory of cognitive adaptation〉. American Psychologist, 38(11), 1161–1173.
- Tzivian, L., Dlugaj, M., Winkler, A., Hennig, F., Fuks, K., Sugiri, D., Schikowski, T., Jakobs, H., Erbel, R., Jöckel, K. H., Moebus, S., Hoffmann, B., Weimar, C., & Heinz Nixdorf Recall Study Investigative Group (2016). 〈Long-term air pollution and traffic noise exposures and cognitive function:A cross-sectional analysis

of the Heinz Nixdorf Recall study⟩. Journal of toxicology and environmental health. Part A, 79(22-23), 1057–1069.

- Zhang, J., Zhang, Y., Wang, J., Xia, Y., Zhang, J., & Chen, L. (2024). ⟨Recent advances in Alzheimer's disease: Mechanisms, clinical trials and new drug development strategies⟩. Signal transduction and targeted therapy, 9(1), 211.

──────────────── 2장 ────────────────

- 노부토모 나오코, 《치매니까 잘 부탁합니다》, 최윤영 역, 시공사, 2021.
- 라르스 스벤젠, 《외로움의 철학》, 이세진 역, 청미, 2019.
- 랜디 타란, 《감정은 패턴이다: 부정의 감정을 긍정의 감정으로 바꾸는 법》, 강이수 역, 유노북스, 2019
- 벤 허친슨, 《미드라이프 마인드》, 김희상 역, 청미, 2023.
- 사토 마사히코, 《기억하지 못해도 여전히, 나는 나》, 성기옥· 유숙경 역, 세개의소원, 2023.
- 신종호, 《저, 감정적인 사람입니다》, 21세기북스, 2023.
- 아생. (2023.09.03.) "치매 엄마의 우당퉁탕 유쾌하고 개구진 하루 [7]", 브런치스토리. https://brunch.co.kr/@a8a9320cba7745a/11
- 장유경, 《깜박깜박해도 괜찮아: 심리학자 딸과 경도인지장애 엄마의 유쾌한 동거》, 딜레르, 2021.
- 정우열, 《정신과 의사 정우열의 감정수업》, 다산북스, 2025.
- Bertrand, E., Landeira-Fernandez, J., & Mograbi, D. C. (2016). ⟨Metacognition and Perspective-Taking in Alzheimer's Disease: A Mini-Review⟩. Frontiers in psychology, 7, 1812.
- Bolt, S. R., van der Steen, J. T., Khemai, C., Schols, J. M. G. A., Zwakhalen, S. M. G., & Meijers, J. M. M. (2022). ⟨The perspectives of people with dementia on

their future, end of life and on being cared for by others: A qualitative study〉. Journal of clinical nursing, 31(13-14), 1738–1752.

• Choi, J. W., Lee, K. S., & Han, E. (2021). 〈Suicide risk within 1 year of dementia diagnosis in older adults: a nationwide retrospective cohort study〉. Journal of psychiatry & neuroscience : JPN, 46(1), E119–E127.

• Drigas, A., & Mitsea, E. (2021). 〈Metacognition, Stress-Relaxation Balance & Related Hormones〉. International Journal of Recent Contributions in Engineering, Science & IT, 9(1), 4–16.

• Franco, B. B., Boscart, V. M., Elliott, J., Dupuis, S., Loiselle, L., Lee, L., & Heckman, G. A. (2022). 〈I Hope That the People Caring for Me Know About Me: Exploring Person-Centred Care and the Quality of Dementia Care〉. Canadian geriatrics journal : CGJ, 25(4), 336–346.

• Lai, E. R. (2011). Metacognition: A literature review.

• Marzola, P., Melzer, T., Pavesi, E., Gil-Mohapel, J., & Brocardo, P. S. (2023). 〈Exploring the Role of Neuroplasticity in Development, Aging, and Neurodegeneration〉. Brain sciences, 13(12), 1610.

• Mattar, M. G., & Lengyel, M. (2022). 〈Planning in the brain〉. Neuron, 110(6), 914–934.

• Mazancieux, A., Pereira, M., Faivre, N., Mamassian, P., Moulin, C. J., & Souchay, C. (2023). 〈Towards a common conceptual space for metacognition in perception and memory〉. Nature Reviews Psychology, 2(12), 751-766.

• Morris, R. G., & Mograbi, D. C. (2013). 〈Anosognosia, autobiographical memory and self knowledge in Alzheimer's disease〉. Cortex; a journal devoted to the study of the nervous system and behavior, 49(6), 1553–1565.

• Hermans, E. J., Hendler, T., & Kalisch, R. (2025). 〈Building Resilience: The Stress Response as a Driving Force for Neuroplasticity and Adaptation〉.

Biological psychiatry, 97(4), 330–338.

• Prizer, L. P., & Zimmerman, S. (2018). 〈Progressive support for activities of daily living for persons living with dementia〉. The Gerontologist, 58(suppl_1), S74-S87.

• Quinn, C., Pickett, J. A., Litherland, R., Morris, R. G., Martyr, A., Clare, L., & On behalf of the IDEAL Programme Team (2022). 〈Living well with dementia: What is possible and how to promote it〉. International journal of geriatric psychiatry, 37(1), 10.1002/gps.5627.

• Telenius, E. W., Eriksen, S., & Rokstad, A. M. M. (2020). 〈I need to be who I am: a qualitative interview study exploring the needs of people with dementia in Norway〉. BMJ open, 10(8), e035886.

• van Hoof, J., Kort, H. S., van Waarde, H., & Blom, M. M. (2010). 〈Environmental interventions and the design of homes for older adults with dementia: an overview〉. American journal of Alzheimer's disease and other dementias, 25(3), 202–232.

• Wells, A. (2005). 〈Detached mindfulness in cognitive therapy: A metacognitive analysis and ten techniques〉. Journal of rational-emotive and cognitive-behavior therapy, 23(4), 337-355.

3장

• 국가정신건강정보포털, 경도인지장애. https://www.mentalhealth.go.kr/portal/disease/diseaseDetail.do?dissId=23, 2020.05.06.

• Alfeo, F., Lanciano, T., Abbatantuono, C., Gintili, G., De Caro, M. F., Curci, A., & Taurisano, P. (2024). 〈Cognitive, Emotional, and Daily Functioning Domains Involved in Decision-Making among Patients with Mild Cognitive Impairment:

A Systematic Review⟩. Brain sciences, 14(3), 278.

- Askarova, S., Umbayev, B., Masoud, A. R., Kaiyrlykyzy, A., Safarova, Y., Tsoy, A., … & Kushugulova, A. (2020). ⟨The links between the gut microbiome, aging, modern lifestyle and Alzheimer's disease⟩. Frontiers in cellular and infection microbiology, 10, 104.

- Chen, Y. X., Liang, N., Li, X. L., Yang, S. H., Wang, Y. P., & Shi, N. N. (2021). ⟨Diagnosis and Treatment for Mild Cognitive Impairment: A Systematic Review of Clinical Practice Guidelines and Consensus Statements⟩. Frontiers in neurology, 12, 719849.

- Deng, J., Wang, H., Fu, T., Xu, C., Zhu, Q., Guo, L., & Zhu, Y. (2024). ⟨Physical activity improves the visual-spatial working memory of individuals with mild cognitive impairment or Alzheimer's disease: a systematic review and network meta-analysis⟩. Frontiers in public health, 12, 1365589.

- Mantovani, E., Zanini, A., Cecchini, M. P., & Tamburin, S. (2024). ⟨The Association Between Neurocognitive Disorders and Gustatory Dysfunction: A Systematic Review and Meta-analysis⟩. Neuropsychology review, 34(1), 192–213.

- Marra, C., Piccininni, C., Masone Iacobucci, G., Caprara, A., Gainotti, G., Costantini, E. M., … & Quaranta, D. (2021). ⟨Semantic memory as an early cognitive marker of Alzheimer's disease: Role of category and phonological verbal fluency tasks⟩. Journal of Alzheimer's Disease, 81(2), 619-627.

- Martin, C. R., Osadchiy, V., Kalani, A., & Mayer, E. A. (2018). ⟨The brain-gut-microbiome axis⟩. Cellular and molecular gastroenterology and hepatology, 6(2), 133-148.

- Petersen, R. C., Lopez, O., Armstrong, M. J., Getchius, T. S. D., Ganguli, M., Gloss, D., Gronseth, G. S., Marson, D., Pringsheim, T., Day, G. S., Sager, M.,

Stevens, J., & Rae-Grant, A. (2018). 〈Practice guideline update summary: Mild cognitive impairment: Report of the Guideline Development, Dissemination, and Implementation Subcommittee of the American Academy of Neurology〉. Neurology, 90(3), 126–135.

- Visser, M., O'Brien, J. T., & Mak, E. (2024). 〈In vivo imaging of synaptic density in neurodegenerative disorders with positron emission tomography: A systematic review〉. Ageing research reviews, 94, 102197.

- Wang, S., Wang, W., Chen, J., & Yu, X. (2024). 〈Alterations in brain functional connectivity in patients with mild cognitive impairment: A systematic review and meta-analysis of functional near-infrared spectroscopy studies〉. Brain and behavior, 14(4), e3414.

- Wei, J., Wang, M., Guo, Y., Liu, Y., & Dong, X. (2024). 〈Sleep structure assessed by objective measurement in patients with mild cognitive impairment: A meta-analysis〉. Sleep medicine, 113, 397–405.

- Zhang, J. (2019). 〈Basic Neural Units of the Brain: Neurons, Synapses and Action Potential〉. arXiv: Neurons and Cognition.

- Zheng, Y., Lang, S., Liang, J., Jiang, Y., Zhao, B., Chen, H., Huang, D., Li, Q., Liu, H., Chen, S., Yilifate, A., Xu, F., Ou, H., & Lin, Q. (2022). 〈Effects of motor-cognitive interaction based on dual-task gait analysis recognition in middle age to aging people with normal cognition and mild cognitive impairment〉. Frontiers in aging neuroscience, 14, 969822.

- Zhou, C., Yang, C., Ai, Y., Fang, X., Zhang, A., Wang, Y., & Hu, H. (2024). 〈Valid olfactory impairment tests can help identify mild cognitive impairment: an updated meta-analysis〉. Frontiers in aging neuroscience, 16, 1349196.

- 비비언 H. 하이워드, 《체력평가와 운동처방》, 고영완 외 역, 홍경, 2002.

- 에다 아카시, 《장내세균의 역습》, 박현숙 역, 비타북스, 2020.

- 진정뢰, 《진씨태극권1(권론과 기본공)》, 방기한 편역, 동선재, 2002.

- 홀썸모먼트, 《홀썸의 집밥 예찬: 매일의 건강 집밥이 불러온 놀라운 일상의 기적》, 다산라이프, 2024.

- 이정모. (2010). 〈체화된 인지(Embodied Cognition) 접근과 학문간 융합―인지과학 새 패러다임과 철학의 연결이 주는 시사〉, 철학사상, 38, 27-66.

- 황의형, 김종회, 김상운, & 양창섭. (2008). 〈국내에 보고된 관절염 태극권 연구에 대한 체계적 고찰〉. 대한한의정보학회지, 14(2), 79-93.

- Andrews, V., Zammit, G., & O'Leary, F. (2023). 〈Dietary pattern, food, and nutritional supplement effects on cognitive outcomes in mild cognitive impairment: a systematic review of previous reviews〉. Nutrition reviews, 81(11), 1462–1489.

- Andriambelo, B., Stiffel, M., Roke, K., & Plourde, M. (2023). 〈New perspectives on randomized controlled trials with omega-3 fatty acid supplements and cognition: A scoping review〉. Ageing research reviews, 85, 101835.

- Barnes, S., Chowdhury, S., Gatto, N. M., Fraser, G. E., & Lee, G. J. (2021). 〈Omega-3 fatty acids are associated with blood-brain barrier integrity in a healthy aging population〉. Brain and behavior, 11(8), e2273.

- Deng, J., Wang, H., Fu, T., Xu, C., Zhu, Q., Guo, L., & Zhu, Y. (2024). 〈Physical activity improves the visual-spatial working memory of individuals with mild cognitive impairment or Alzheimer's disease: a systematic review and network meta-analysis〉. Frontiers in public health, 12, 1365589.

- Fekete, M., Lehoczki, A., Tarantini, S., Fazekas-Pongor, V., Csípő, T., Csizmadia, Z., & Varga, J. T. (2023). 〈Improving Cognitive Function with Nutritional

Supplements in Aging: A Comprehensive Narrative Review of Clinical Studies Investigating the Effects of Vitamins, Minerals, Antioxidants, and Other Dietary Supplements⟩. Nutrients, 15(24), 5116.

- Gabbianelli, R., & Damiani, E. (2018). ⟨Epigenetics and neurodegeneration: role of early-life nutrition⟩. The Journal of nutritional biochemistry, 57, 1–13.

- Guasch-Ferré, M., & Willett, W. C. (2021). ⟨The Mediterranean diet and health: A comprehensive overview⟩. Journal of internal medicine, 290(3), 549–566.

- https://my.clevelandclinic.org/health/articles/16037-mediterranean-diet

- https://www.health.harvard.edu/promotions/harvard-health-publications/an-introduction-to-tai-chi

- Ionescu-Tucker, A., & Cotman, C. W. (2021). ⟨Emerging roles of oxidative stress in brain aging and Alzheimer's disease⟩. Neurobiology of aging, 107, 86–95.

- Jeong, E. H., Kim, E., Hong, C. H., Moon, S. Y., Park, H. K., Jeong, J. H., Na, H. R., Choi, S. H., & Park, Y. K. (2019). ⟨Practicability of six weeks of Korean-style Mediterranean diet for elderly Koreans with high risk for dementia⟩. Journal of Korean Dietetic Association, 25(4), 237–256.

- Jurcau A. (2021). ⟨The Role of Natural Antioxidants in the Prevention of Dementia-Where Do We Stand and Future Perspectives⟩. Nutrients, 13(2), 282.

- Lázaro, I., Grau-Rivera, O., Suárez-Calvet, M., Fauria, K., Minguillón, C., Shekari, M., Falcón, C., García-Prat, M., Huguet, J., Molinuevo, J. L., Gispert, J. D., Sala-Vila, A., & ALFA Study. (2024). ⟨Omega-3 blood biomarkers relate to brain glucose uptake in individuals at risk of Alzheimer's disease dementia⟩. Alzheimer's & Dementia, 16(3), e12596.

- Millman, J. F., Okamoto, S., Teruya, T., Uema, T., Ikematsu, S., Shimabukuro, M., & Masuzaki, H. (2021). ⟨Extra-virgin olive oil and the gut-brain axis: influence on gut microbiota, mucosal immunity, and cardiometabolic and cognitive health⟩. Nutrition reviews, 79(12), 1362–1374.

- Park, G., Kadyan, S., Hochuli, N., Pollak, J., Wang, B., Salazar, G., Chakrabarty, P., Efron, P., Sheffler, J., & Nagpal, R. (2024). ⟨A modified Mediterranean-style diet enhances brain function via specific gut-microbiome-brain mechanisms⟩. Gut microbes, 16(1), 2323752.

- Patel, V., Akimbekov, N. S., Grant, W. B., Dean, C., Fang, X., & Razzaque, M. S. (2024). ⟨Neuroprotective effects of magnesium: implications for neuroinflammation and cognitive decline⟩. Frontiers in endocrinology, 15, 1406455.

- Probiotics Market Share, Size, Trends, Industry Analysis Report, By Source (Yeast, Bacteria); By End-Use (Animal, Human); By Application; By Distribution Channel; By Region; Segment Forecast, 2022 - 2030. https://www.polarismarketresearch.com/industry-analysis/probiotics-market

- Probiotics Market Size, Share & Trends Analysis Report By Product, By Ingredient (Bacteria, Yeast), By Distribution Channel, By End Use (Human Probiotics, Animal Probiotics), By Region, And Segment Forecasts, 2024 - 2030. https://www.grandviewresearch.com/industry-analysis/probiotics-market

- Qi, D., Wong, N. M. L., Shao, R., Man, I. S. C., Wong, C. H. Y., Yuen, L. P., Chan, C. C. H., & Lee, T. M. C. (2021). ⟨Qigong exercise enhances cognitive functions in the elderly via an interleukin-6-hippocampus pathway: A randomized active-controlled trial⟩. Brain, behavior, and immunity, 95, 381–390.

- Scientific Advisory Committee on Nutrition (SACN). (2018). ⟨SACN statement on diet, cognitive impairment and dementias. Public Health England⟩. https://assets.publishing.service.gov.uk/government/uploads/system/uploads/attachment_data/file/685153/SACN_Statement_on_Diet__Cognitive_Impair ment_and_Dementias.pdf

- Tao, J., Liu, J., Chen, X., Xia, R., Li, M., Huang, M., Li, S., Park, J., Wilson, G., Lang, C., Xie, G., Zhang, B., Zheng, G., Chen, L., & Kong, J. (2019). 〈Mind-body exercise improves cognitive function and modulates the function and structure of the hippocampus and anterior cingulate cortex in patients with mild cognitive impairment〉. NeuroImage: Clinical, 23, 101834.
- Tardy, A. L., Pouteau, E., Marquez, D., Yilmaz, C., & Scholey, A. (2020). 〈Vitamins and Minerals for Energy, Fatigue and Cognition: A Narrative Review of the Biochemical and Clinical Evidence〉. Nutrients, 12(1), 228.
- Ton, A. M. M., Campagnaro, B. P., Alves, G. A., Aires, R., Côco, L. Z., Arpini, C. M., Guerra E Oliveira, T., Campos-Toimil, M., Meyrelles, S. S., Pereira, T. M. C., & Vasquez, E. C. (2020). 〈Oxidative Stress and Dementia in Alzheimer's Patients: Effects of Synbiotic Supplementation〉. Oxidative medicine and cellular longevity, 2020, 2638703.
- Wei, B. Z., Li, L., Dong, C. W., Tan, C. C., Alzheimer's Disease Neuroimaging Initiative, & Xu, W. (2023). 〈The Relationship of Omega-3 Fatty Acids with Dementia and Cognitive Decline: Evidence from Prospective Cohort Studies of Supplementation, Dietary Intake, and Blood Markers〉. The American journal of clinical nutrition, 117(6), 1096–1109.
- Zeli, C., Lombardo, M., Storz, M. A., Ottaviani, M., & Rizzo, G. (2022). 〈Chocolate and cocoa-derived biomolecules for brain cognition during ageing〉. Antioxidants (Basel), 11(7), 1353.
- Zhang, J., Liu, Y., Sun, Q., Shi, J., Ni, J., Li, T., Long, Z., Wei, M., & Tian, J. (2024). 〈Comparative efficacy of various exercise interventions on sleep in patients with cognitive impairment: a systematic review and meta-analysis〉. Frontiers in neurology, 15, 1300459.

• Zheng, T., Bielinski, D. F., Fisher, D. R., Zhang, J., & Shukitt-Hale, B. (2022). 〈Protective Effects of a Polyphenol-Rich Blueberry Extract on Adult Human Neural Progenitor Cells〉. Molecules (Basel, Switzerland), 27(19), 6152.

• Zou, L., Loprinzi, P. D., Yeung, A. S., Zeng, N., & Huang, T. (2019). 〈The Beneficial Effects of Mind-Body Exercises for People With Mild Cognitive Impairment: a Systematic Review With Meta-analysis〉. Archives of physical medicine and rehabilitation, 100(8), 1556–1573.

<hr>

5장

• 대니얼 J. 레비틴, 《정리하는 뇌》, 김성훈 역, 와이즈베리, 2015.

• 이영신, 이예선 & 홍귀령. (2015). 〈장기요양시설 거주 노인 대상 한국어판 코넬 치매 우울척도(K-CSDD) 검증〉 [Validation of Korean version of The Cornell Scale for Depression in Dementia among Older Adults in Long-Term Care Facilities]. 노인간호학회지, 17(3), 142–151.

• Ballard, C., Kales, H. C., Lyketsos, C., Aarsland, D., Creese, B., Mills, R., Williams, H., & Sweet, R. A. (2020). 〈Psychosis in Alzheimer's Disease〉. Current neurology and neuroscience reports, 20(12), 57.

• Bell, E., Boyce, P., Porter, R. J., Bryant, R. A., & Malhi, G. S. (2021). 〈Irritability in Mood Disorders: Neurobiological Underpinnings and Implications for Pharmacological Intervention〉. CNS drugs, 35(6), 619–641.

• Brotman, M. A., Kircanski, K., & Leibenluft, E. (2017). 〈Irritability in Children and Adolescents〉. Annual review of clinical psychology, 13, 317–341.

• · Castañeda, A. M., Lee, C. S., Kim, Y. C., Lee, D., & Moon, J. Y. (2018). 〈Addressing opioid-related chemical coping in long-term opioid therapy for chronic noncancer pain: A multicenter, observational, cross-sectional study〉.

Journal of Clinical Medicine, 7(10), 354.

- Fan, Z., Wang, L., Zhang, H., Lv, X., Tu, L., Zhang, M., ... & Wang, H. (2021). ⟨Apathy as a risky neuropsychiatric syndrome of progression from normal aging to mild cognitive impairment and dementia: a systematic review and meta-analysis⟩. Frontiers in Psychiatry, 12, 792168.

- Gallagher, D., Fischer, C. E., & Iaboni, A. (2017). ⟨Neuropsychiatric Symptoms in Mild Cognitive Impairment. Canadian journal of psychiatry⟩. Revue canadienne de psychiatrie, 62(3), 161–169.

- Gao, Y., Su, B., Ding, L., Qureshi, D., Hong, S., Wei, J., Zeng, C., Lei, G., & Xie, J. (2024). ⟨Association of regular opioid use with incident dementia and neuroimaging markers of brain health in chronic pain patients: Analysis of UK Biobank⟩. The American Journal of Geriatric Psychiatry: official journal of the American Association for Geriatric Psychiatry, 32(9), 1154–1165.

- Gildengers, A., Stoehr, G. P., Ran, X., Jacobsen, E., Teverovsky, E., Chang, C. H., & Ganguli, M. (2023). ⟨Anticholinergic Drug Burden and Risk of Incident MCI and Dementia: A Population-based Study⟩. Alzheimer disease and associated disorders, 37(1), 20–27.

- Harasani, K., Xhafaj, D., Begolli, A., & Olvera-Porcel, M. C. (2020). ⟨Prevalence of potentially inappropriate prescriptions in primary care and correlates with mild cognitive impairment⟩. Pharmacy practice, 18(3), 2017.

- Henney, A. E., Gillespie, C. S., Alam, U., Hydes, T. J., Mackay, C. E., & Cuthbertson, D. J. (2024). ⟨High intake of ultra-processed food is associated with dementia in adults: a systematic review and meta-analysis of observational studies⟩. Journal of neurology, 271(1), 198–210.

- Ismail, Z., Elbayoumi, H., Fischer, C. E., Hogan, D. B., Millikin, C. P., Schweizer, T., Mortby, M. E., Smith, E. E., Patten, S. B., & Fiest, K. M. (2017). ⟨Prevalence of

Depression in Patients With Mild Cognitive Impairment: A Systematic Review and Meta-analysis〉. JAMA psychiatry, 74(1), 58-67.

- Joung, K. I., Kim, S., Cho, Y. H., & Cho, S. I. (2019). 〈Association of Anticholinergic Use with Incidence of Alzheimer's Disease: Population-based Cohort Study〉. Scientific reports, 9(1), 6802.

- Kay G. G. (2000). 〈The effects of antihistamines on cognition and performance〉. The Journal of allergy and clinical immunology, 105(6 Pt 2), S622-S627.

- Khan, Z., Mehan, S., Saifi, M. A., Gupta, G. D., Narula, A. S., & Kalfin, R. (2024). 〈Proton Pump Inhibitors and Cognitive Health: Review on Unraveling the Dementia Connection and Co-morbid Risks〉. Current Alzheimer research, 20(11), 739-757.

- Ma L. (2020). 〈Depression, Anxiety, and Apathy in Mild Cognitive Impairment: Current Perspectives〉. Frontiers in aging neuroscience, 12, 9.

- Mortby, M. E., Adler, L., Agüera-Ortiz, L., Bateman, D. R., Brodaty, H., Cantillon, M., Geda, Y. E., Ismail, Z., Lanctôt, K. L., Marshall, G. A., Padala, P. R., Politis, A., Rosenberg, P. B., Siarkos, K., Sultzer, D. L., Theleritis, C., & ISTAART NPS PIA. (2022). 〈Apathy as a treatment target in Alzheimer's disease: Implications for clinical trials〉. The American Journal of Geriatric Psychiatry: official journal of the American Association for Geriatric Psychiatry, 30(2), 119-147.

- Nomura, H., Shimizume, R., & Ikegaya, Y. (2022). 〈Histamine: A Key Neuromodulator of Memory Consolidation and Retrieval〉. Current topics in behavioral neurosciences, 59, 329-353.

- Picton, J. D., Marino, A. B., & Nealy, K. L. (2018). 〈Benzodiazepine use and cognitive decline in the elderly〉. American journal of health-system pharmacy : AJHP : official journal of the American Society of Health-System Pharmacists,

75(1), e6–e12.

- Pourhadi, N., Janbek, J., Jensen-Dahm, C., Gasse, C., Laursen, T. M., & Waldemar, G. (2024). 〈Proton pump inhibitors and dementia: A nationwide population-based study〉. Alzheimer's & dementia : the journal of the Alzheimer's Association, 20(2), 837–845.

- Saatchi, B., Olshansky, E. F., & Fortier, M. A. (2023). 〈Irritability: A concept analysis〉. International journal of mental health nursing, 32(5), 1193–1210.

- Shajahan, S., Peters, R., Carcel, C., Woodward, M., Harris, K., & Anderson, C. S. (2024). 〈Hypertension and Mild Cognitive Impairment: State-of-the-Art Review〉. American journal of hypertension, 37(6), 385–393.

- Shajahan, S., Peters, R., Carcel, C., Woodward, M., Harris, K., & Anderson, C. S. (2024). 〈Hypertension and Mild Cognitive Impairment: State-of-the-Art Review〉. American journal of hypertension, 37(6), 385–393.

- Shamil, K. S., Prakruti, P. P., Anuradha, M. G., Bela, J. S., & Chetna, K. D. (2022). 〈Old versus new antihistamines: Effects on cognition and psychomotor functions〉. Journal of family medicine and primary care, 11(10), 5909–5917.

- Tetsuka S. (2021). 〈Depression and Dementia in Older Adults: A Neuropsychological Review〉. Aging and disease, 12(8), 1920–1934.

- Teverovsky, E. G., Gildengers, A., Ran, X., Jacobsen, E., Chang, C. H., & Ganguli, M. (2024). 〈Benzodiazepine use and risk of incident MCI and dementia in a community sample〉. International psychogeriatrics, 36(2), 142–148.

- Warner, N. S., Hanson, A. C., Schulte, P. J., Habermann, E. B., Warner, D. O., & Mielke, M. M. (2022). 〈Prescription opioids and longitudinal changes in cognitive function in older adults: A population-based observational study〉. Journal of the American Geriatrics Society, 70(12), 3526–3537.

- Wong B, Ismail Z, Goodarzi Z. (2022). 〈Detecting depression in persons living with mild cognitive impairment: a systematic review⟩. International Psychogeriatrics. 34(5):453-465.

- Youn, Y. J., Kim, S., Jeong, H. J., Ah, Y. M., & Yu, Y. M. (2024). ⟨Sodium-glucose cotransporter-2 inhibitors and their potential role in dementia onset and cognitive function in patients with diabetes mellitus: a systematic review and meta-analysis⟩. Frontiers in neuroendocrinology, 73, 101131.
- Youn, Y. J., Kim, S., Jeong, H. J., Ah, Y. M., & Yu, Y. M. (2024). ⟨Sodium-glucose cotransporter-2 inhibitors and their potential role in dementia onset and cognitive function in patients with diabetes mellitus: a systematic review and meta-analysis⟩. Frontiers in neuroendocrinology, 73, 101131.

6장

- 박숙현. "조선 최대 의학지식 DB인 '의방유취'… 양생의학 전통 이끌어". 민족의학신문. 2023.10.16. https://www.mjmedi.com/news/articleView.html?idxno=57452
- 박형준, 차웅석&정원석. (2023). ⟨[醫方類聚] 導引法 연구-원문과 어석을 중심으로⟩. 한국의사학회지, 36(2), 61-76.
- 최우진. (2018). ⟨한의학의 정신 생리와 병리에 대한 소고 -황제내경의 오신, 칠정을 중심으로⟩. 동의신경정신과학회지, 29(1), 21-34.
- 황은희, 정순덕, 이재흥, 안훈모, 박종웅. (2009). ⟨고치법 (叩齒法)과 치매 (痴呆)의 상관관계에 관한 문헌적 (文獻的) 고찰 (考察)⟩. 大韓醫療氣功學會誌, 11(1), 1-58.
- Aum, S., Choe, S., Cai, M., Jerng, U. M., & Lee, J. H. (2021). ⟨Moxibustion for cognitive impairment: a systematic review and meta-analysis of animal studies⟩. Integrative medicine research, 10(2), 100680.
- · Chen, H., Jann, K., Li, Y., Huang, J., Chen, Y., Kang, Y., Gong, Z., Huang, Y., Wang, H., Zhan, S., & Tan, W. (2023). ⟨A true response of the brain network

during electroacupuncture stimulation at scalp acupoints: An fMRI with simultaneous EAS study⟩. Brain and behavior, 13(1), e2829.

- Chen, J., Li, H., Zeng, C., Li, J., & Zhao, B. (2020). ⟨Evaluation of the recovery outcome of poststroke cognitive impairment after cluster needling of scalp acupuncture therapy based on functional near-infrared spectroscopy⟩. Brain and behavior, 10(8), e01731.
- Cho, S. Y., Jahng, G. H., Rhee, H. Y., Park, S. U., Jung, W. S., Moon, S. K., ... & Park, J. M. (2014). ⟨An fMRI study on the effects of jaw-tapping movement on memory function in elderly people with memory disturbances⟩. European Journal of Integrative Medicine, 6(1), 90-97.
- Jin, Y., Chen, J., Chai, Q., Zhu, J., & Jin, X. (2023). ⟨Exploration of acupuncture therapy in the treatment of MCI patients with the ApoE ε4 gene based on the brain-gut axis theory⟩. BMC complementary medicine and therapies, 23(1), 227.
- Jin, Y., Hu, F., & Zhu, J. (2022). ⟨Exploration of acupuncture therapy in the treatment of mild cognitive impairment based on the brain-gut axis theory⟩. Frontiers in human neuroscience, 16, 891411.
- Khan, M. N. A., Ghafoor, U., Yoo, H. R., & Hong, K. S. (2022). ⟨Acupuncture enhances brain function in patients with mild cognitive impairment: evidence from a functional-near infrared spectroscopy study⟩. Neural regeneration research, 17(8), 1850–1856.
- Krishnamoorthy, G., Narayana, A. I., & Balkrishanan, D. (2018). ⟨Mastication as a tool to prevent cognitive dysfunctions⟩. The Japanese dental science review, 54(4), 169–173.
- Lai, Z., Zhang, Q., Liang, L., Wei, Y., Duan, G., Mai, W., Zhao, L., Liu, P., & Deng, D. (2022). ⟨Efficacy and Mechanism of Moxibustion Treatment on Mild Cognitive

Impairment Patients: An fMRI Study Using ALFF⟩. Frontiers in molecular neuroscience, 15, 852882.

- Li, B., Wang, L., Xiao, Y., Wang, Y., Wang, Y., Peng, Y., ... & Qi, X. (2025). Gastrodin Ameliorates Tau Pathology and BBB Dysfunction in 3xTg-AD Transgenic Mice by Regulating the ADRA1/NF-κB/NLRP3 Pathway to Reduce Neuroinflammation. Phytotherapy research : PTR, 39(5), 1996–2016.

- Li, W., Wang, Q., Du, S., Pu, Y., & Xu, G. (2020). ⟨Acupuncture for mild cognitive impairment in elderly people: Systematic review and meta-analyses⟩. Medicine, 99(39), e22365.

- Liu, H., Chen, L., Zhang, G., Jiang, Y., Qu, S., Liu, S., Huang, Y., & Chen, J. (2020). ⟨Scalp Acupuncture Enhances the Functional Connectivity of Visual and Cognitive-Motor Function Network of Patients with Acute Ischemic Stroke⟩. Evidence-based complementary and alternative medicine : eCAM, 2020, 8836794.

- Liu, L., Zhang, C. S., Zhang, A. L., Cai, Y., & Xue, C. C. (2024). ⟨The efficacy and safety of Chinese herbal medicine for mild cognitive impairment: a systematic review and meta-analysis of randomized placebo-controlled trials⟩. Frontiers in pharmacology, 15, 1341074.

- Mai, W., Zhang, A., Liu, Q., Tang, L., Wei, Y., Su, J., Duan, G., Teng, J., Nong, X., Yu, B., Li, C., Shao, L., Deng, D., Chen, S., & Zhao, L. (2022). ⟨Effects of Moxa Cone Moxibustion Therapy on Cognitive Function and Brain Metabolic Changes in MCI Patients: A Pilot 1H-MRS Study⟩. Frontiers in aging neuroscience, 14, 773687.

- Tan, T. T., Wang, D., Huang, J. K., Zhou, X. M., Yuan, X., Liang, J. P., Yin, L., Xie, H. L., Jia, X. Y., Shi, J., Wang, F., Yang, H. B., & Chen, S. J. (2017). ⟨Modulatory effects of acupuncture on brain networks in mild cognitive impairment patients⟩. Neural regeneration research, 12(2), 250–258.

- Xingjie, L. I., Qiqi, L., Rui, X., Jun, L., Dan, W., Jiao, S., Yuxing, K., Yalan, D., Haoyu, H., Wei, T., & Shangjie, C. (2023). ⟨Moxibustion modulates working memory in patients with amnestic mild cognitive impairment: a functional magnetic resonance imaging study⟩. Journal of traditional Chinese medicine = Chung i tsa chih ying wen pan, 43(4), 801–808.

- Xu, K., Wei, Y., Liu, C., Zhao, L., Geng, B., Mai, W., Zhang, S., Liang, L., Zeng, X., Deng, D., & Liu, P. (2022). ⟨Effect of Moxibustion Treatment on Degree Centrality in Patients With Mild Cognitive Impairment: A Resting-State Functional Magnetic Resonance Imaging Study⟩. Frontiers in human neuroscience, 16, 889426.

- Zhang, H., Zhao, L., Yang, S., Chen, Z., Li, Y., Peng, X., Yang, Y., & Zhu, M. (2013). ⟨Clinical observation on effect of scalp electroacupuncture for mild cognitive impairment⟩. Journal of traditional Chinese medicine = Chung i tsa chih ying wen pan, 33(1), 46–50.